ZAHNMEDIZIN LEICHT GELERNT

Laura D'Amelio | Andreas Filippi

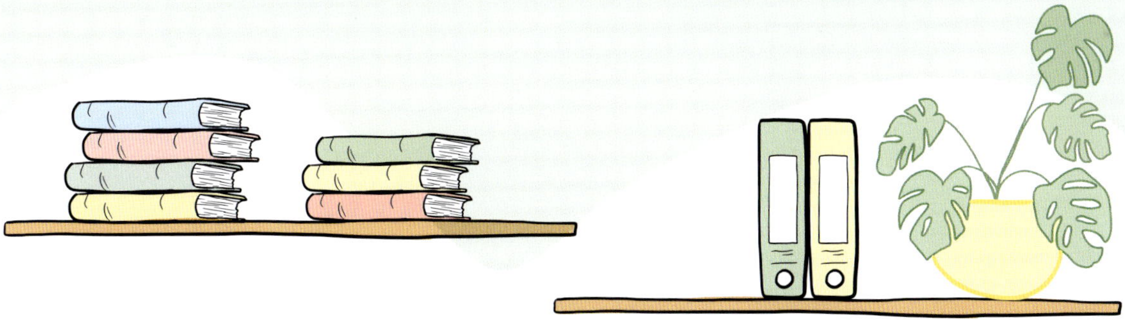

ZAHNMEDIZIN LEICHT GELERNT

Kompakte Prüfungsvorbereitung und Repetition mit Stil

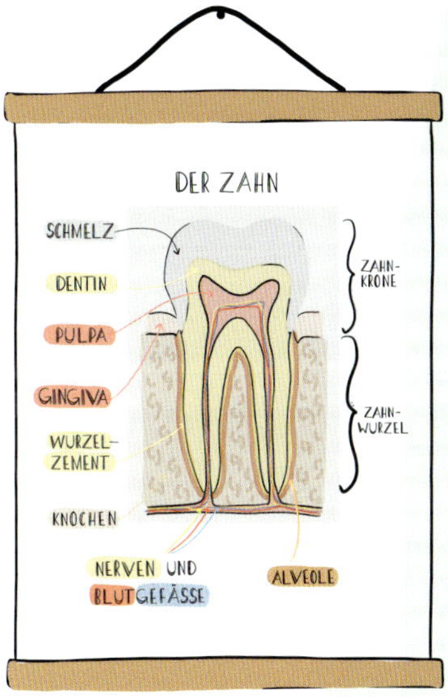

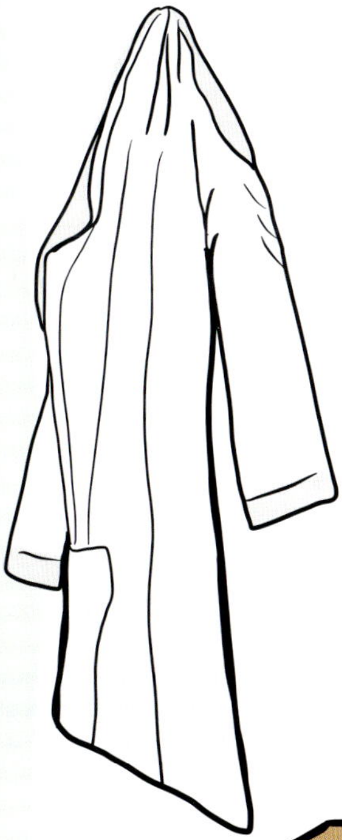

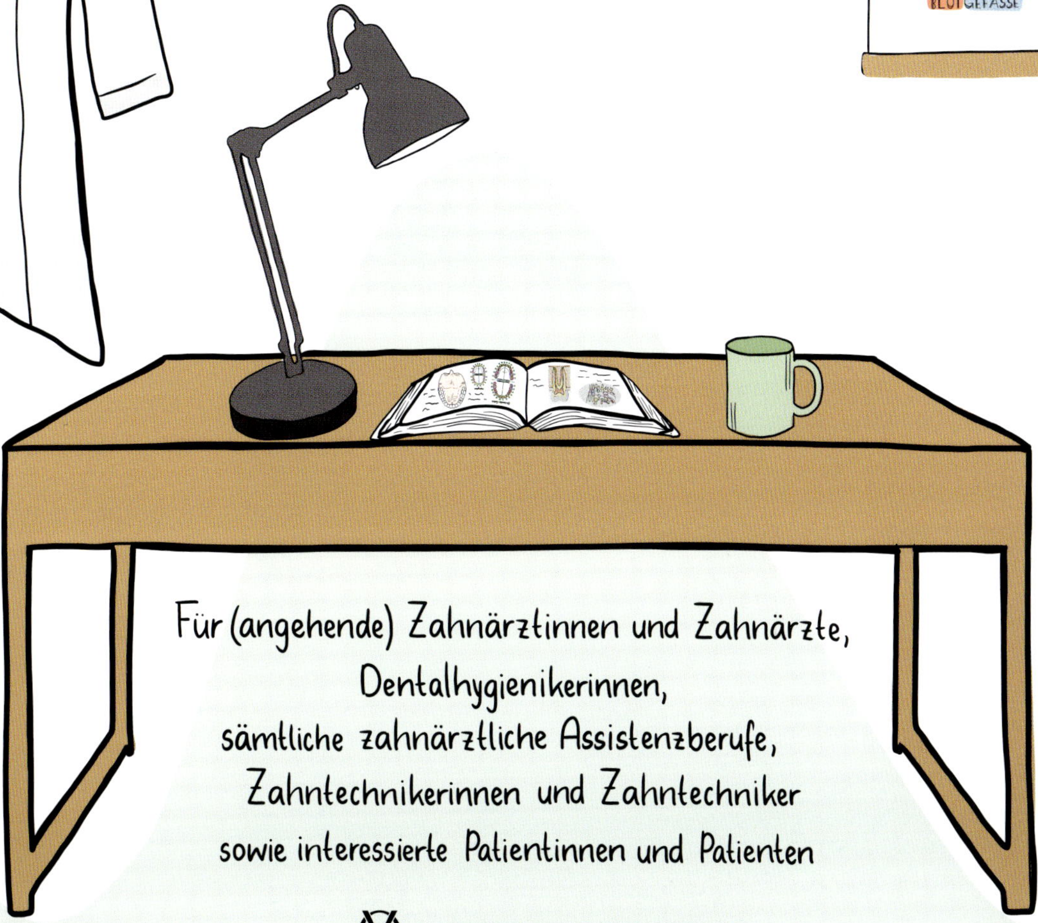

Für (angehende) Zahnärztinnen und Zahnärzte,
Dentalhygienikerinnen,
sämtliche zahnärztliche Assistenzberufe,
Zahntechnikerinnen und Zahntechniker
sowie interessierte Patientinnen und Patienten

QUINTESSENCE PUBLISHING

Berlin | Chicago | Tokio
Barcelona | London | Mailand | Paris | Prag | Seoul | Warschau
Istanbul | Peking | Sao Paulo | Sydney | Zagreb

Ein Buch – ein Baum: Für jedes verkaufte Buch pflanzt Quintessenz gemeinsam mit der Organisation „One Tree Planted" einen Baum, um damit die weltweite Wiederaufforstung zu unterstützen (https://onetreeplanted.org/).

Bibliografische Informationen der Deutschen Nationalbibliothek
Die Deutsche Nationalbibliothek verzeichnet diese Publikation in der Deutschen Nationalbibliografie; detaillierte bibliografische Daten sind im Internet über https://www.dnb.de abrufbar.

QUINTESSENCE PUBLISHING DEUTSCHLAND

Postfach 42 04 52; D–12064 Berlin
Ifenpfad 2–4, D–12107 Berlin
www.quintessence-publishing.com

Illustrationen/Layout: Laura D'Amelio, Schweiz
Lektorat, Herstellung und Reproduktionen:
Quintessenz Verlags-GmbH, Berlin

ISBN: 978-3-86867-744-7
Printed in Croatia by GZH

Vorwort

Als ich mein zahnmedizinisches Staatsexamen abgelegt habe, gab es ausschließlich mündliche (und praktische) Prüfungen.
Multiple-Choice-Klausuren? Fehlanzeige! Man saß Prüfern gegenüber, bei denen es auch von der Tagesform abhing, ob die Fragen angenehm oder weniger angenehm waren.

Heute sieht die Sache anders aus:
In der Schweiz sind schriftliche Multiple-Choice-Prüfungen die Regel, in Deutschland bleibt man traditionell bei mündlichen Prüfungen und in Österreich gibt es je nach Universität eine Mischform.

Den Umfang an Stoff, den man sich in der Zahnmedizin aneignen muss, ist nach wie vor und überall immens. Es ist ein bunter Mix aus zahnmedizinischen und nicht-zahnmedizinischen Fächern, der sich durchaus in kürzester Zeit aneignen lässt, wenn man sich auf das Wesentliche konzentriert.
Und genau das habe ich damals getan:
Ich habe Handouts, Vorlesungsunterlagen und empfohlene Bücher diagonal gelesen, die wichtigsten Fakten herausgeschrieben und mich auf diese konzentriert. Alles andere habe ich beiseitegelegt. Und das hat sehr gut funktioniert – nicht nur für mich, sondern auch für viele nachfolgende Semester, die mit meinen Zusammenfassungen gelernt haben.

Das vorliegende Buch setzt genau dort an. Es bietet eine strukturierte Übersicht der wichtigsten Inhalte – klar, fokussiert und optisch ansprechend.
Es soll helfen, das Wesentliche schneller zu erfassen und die Vorbereitung auf Prüfungen effektiver zu gestalten.
Und es unterstützt dabei, das große Ganze besser zu überblicken.

Natürlich lehrt trotz evidenzbasierter Zahnmedizin nicht jede zahnmedizinische Universität das Gleiche – ein Vorteil der Freiheit in Forschung und Lehre.
Dennoch ist dieses Buch eine wertvolle Stütze,
auch als Repetitorium nach den Prüfungen.

Ein herzlicher Dank geht an Anita Hattenbach, meiner Lieblingslektorin beim Quintessenz Verlag, sowie allen Mitarbeitenden des Quintessenz Verlags, die an der Entstehung dieses Buchs beteiligt waren.

Und mein persönlicher Dank geht selbstverständlich an Laura D'Amelio, die in unzähligen Stunden künstlerischer und grafischer Arbeit dieses Kleinod gezaubert hat.

Ich wünsche viel Erfolg beim Lernen und
natürlich auch ein bisschen Freude dabei.

Prof. Dr. Andreas Filippi

Einleitung

Während meines Zahnmedizinstudiums habe ich unzählige Stunden mit Vorlesungen, Handouts, Büchern und meinen eigenen Notizen verbracht. Meine persönlichen Zusammenfassungen entstanden dabei weniger mit dem Gedanken, sie einmal mit anderen zu teilen – sie waren vielmehr ein Werkzeug, um mir selbst den Weg durch den Dschungel der Prüfungsinhalte zu bahnen. Es war eine Sammlung des für mich Wesentlichen, die mich schließlich auch durch das Staatsexamen geführt hat.

Beim Aufräumen nach meinem Staatsexamen wollte ich diese Notizen schnellstmöglich vernichten. Dann dachte ich mir: „Es wäre doch schade, denn diese Aufzeichnungen könnten sicher andere noch gebrauchen."
Die Idee, daraus ein Buch zu machen, war geboren.

Dieses Buch basiert auf meinen ursprünglichen Notizen – erweitert, ergänzt und mit leserlicher Schrift neu geschrieben.
Die Texte sowie die Illustrationen habe ich mit dem iPad von Hand erstellt. Oft habe ich mir gewünscht, ich könnte den Text einfach mit der Tastatur eintippen. Wenn ich mir aber das Endergebnis anschaue, hat sich diese Mühe gelohnt und macht dieses Buch für mich noch wertvoller.

Es ist ein Buch für alle, die sich für die Zahnmedizin interessieren: Studierende der Zahnmedizin, Dentalassistentinnen und -assistenten, Prophylaxeassistentinnen und -assistenten, Zahntechnikerinnen und -techniker, Dentalhygienikerinnen und -hygieniker, oder einfach Menschen, die sich für die spannende Welt der Zähne begeistern.

Ein herzliches Dankeschön geht an Professor Andreas Filippi und dem Quintessenz Verlag, deren wertvolle Hilfe und Unterstützung mir überhaupt ermöglicht haben, dieses Buch zu verwirklichen.

Für die wertvolle Unterstützung bei der fachlichen Durchsicht und den Korrekturen möchte ich mich von Herzen bedanken bei:
Prof. Dr. Thomas Connert, Priv.-Doz. Dr. Dorothea Dagassan,
Priv.-Doz. Dr. Florin Eggmann, Dr. Cornelia Filippi,
Dr. Marco Jäggi, Dr. Daniel Klein,
Dr. Zsuzsanna Radó, Prof. Dr. Philipp Sahrmann und
Prof. Dr. Dr. Florian Thieringer
sowie dem Team der Klinik für Mund-, Kiefer-, Gesichtschirurgie des Universitätsspitals Basel.

Ich hoffe, dieses Buch begleitet Sie mit Freude und Inspiration auf Ihrem Weg, mehr über die Zahnmedizin zu erfahren – sei es im Studium, im Beruf oder einfach aus Interesse.

Laura D'Amelio

INHALTSVERZEICHNIS

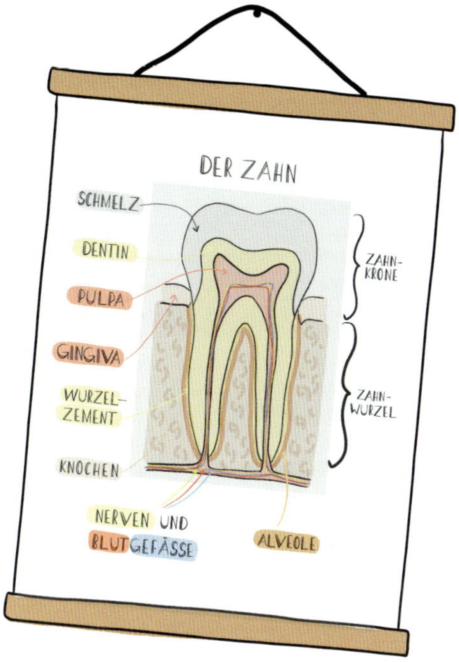

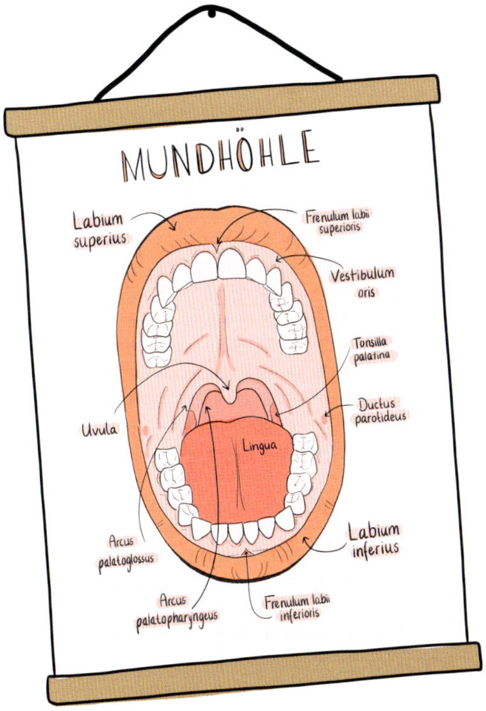

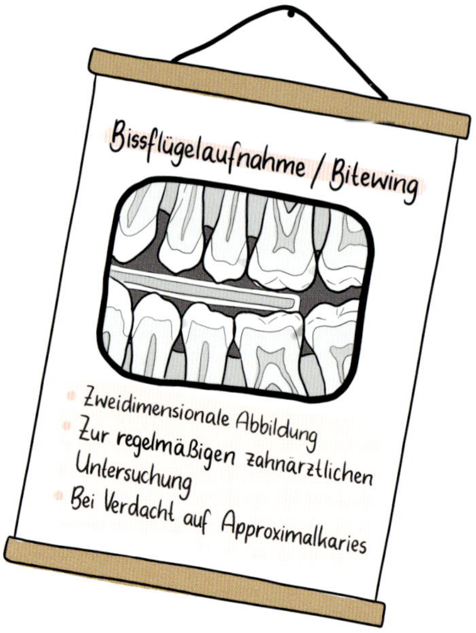

Bissflügelaufnahme / Bitewing
Zweidimensionale Abbildung
Zur regelmäßigen zahnärztlichen Untersuchung
Bei Verdacht auf Approximalkaries

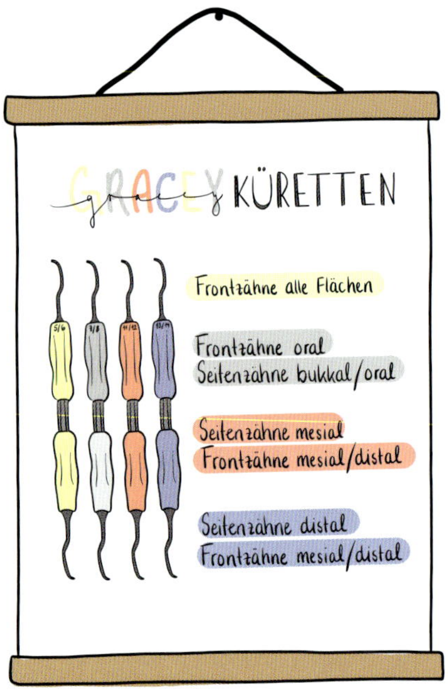

GRACEY KÜRETTEN
Frontzähne alle Flächen
Frontzähne oral
Seitenzähne bukkal/oral
Seitenzähne mesial
Frontzähne mesial/distal
Seitenzähne distal
Frontzähne mesial/distal

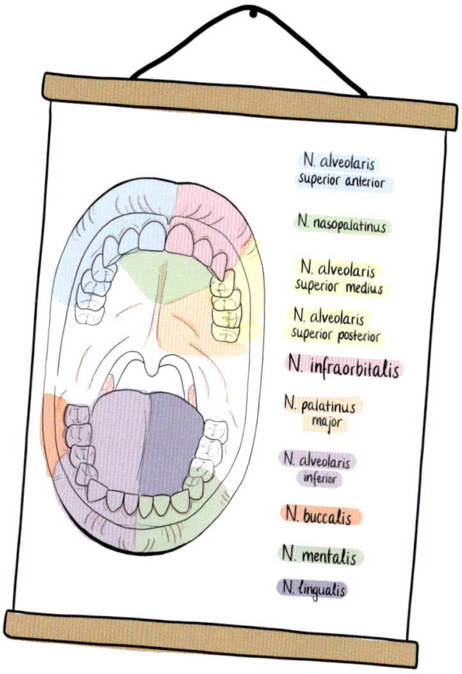

N. alveolaris superior anterior
N. nasopalatinus
N. alveolaris superior medius
N. alveolaris superior posterior
N. infraorbitalis
N. palatinus major
N. alveolaris inferior
N. buccalis
N. mentalis
N. lingualis

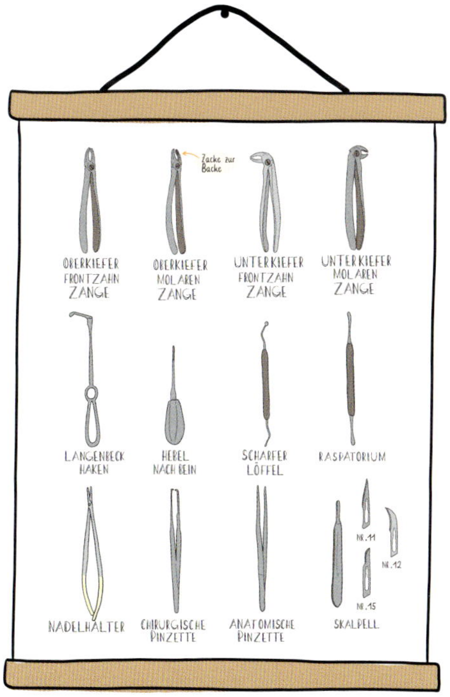

OBERKIEFER FRONTZAHN ZANGE
OBERKIEFER MOLAREN ZANGE
UNTERKIEFER FRONTZAHN ZANGE
UNTERKIEFER MOLAREN ZANGE
LANGENBECK HAKEN
HEBEL NACH BEIN
SCHARFER LÖFFEL
RASPATORIUM
NADELHALTER
CHIRURGISCHE PINZETTE
ANATOMISCHE PINZETTE
SKALPELL

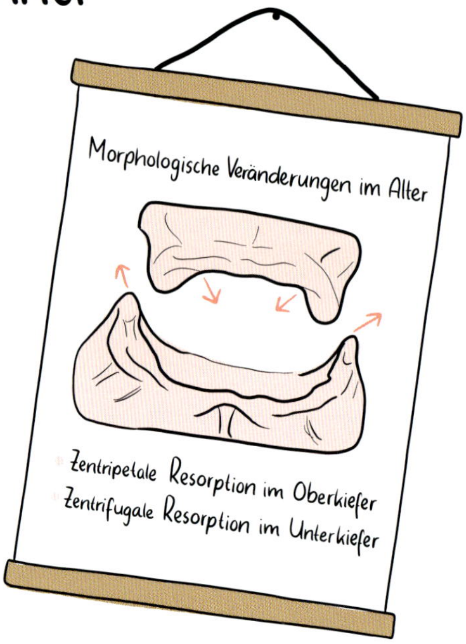

Morphologische Veränderungen im Alter
Zentripetale Resorption im Oberkiefer
Zentrifugale Resorption im Unterkiefer

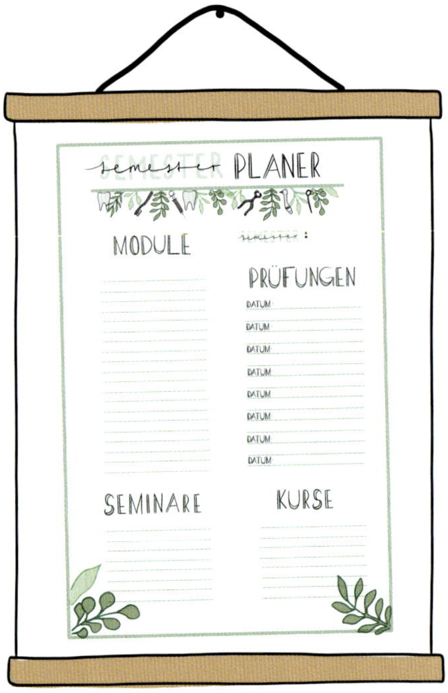

semester PLANER
MODULE
PRÜFUNGEN
SEMINARE
KURSE

DER ZAHN

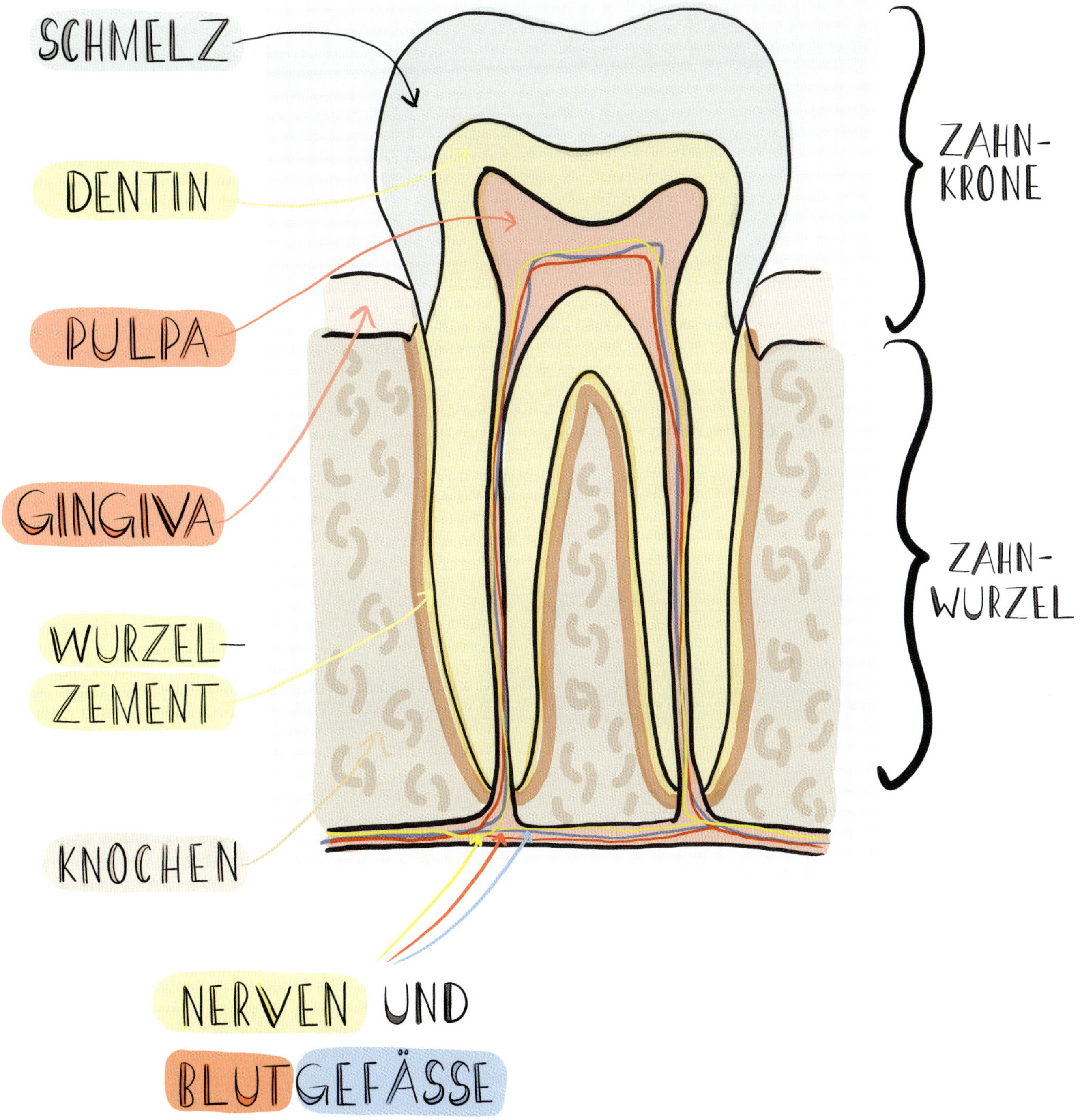
SCHMELZ
DENTIN
PULPA
GINGIVA
WURZEL-
ZEMENT
KNOCHEN
NERVEN UND
BLUTGEFÄSSE
ZAHN-
KRONE
ZAHN-
WURZEL

GRUNDLAGEN

grundlagen

ZAHNSCHEMA

Bleibendes Gebiss

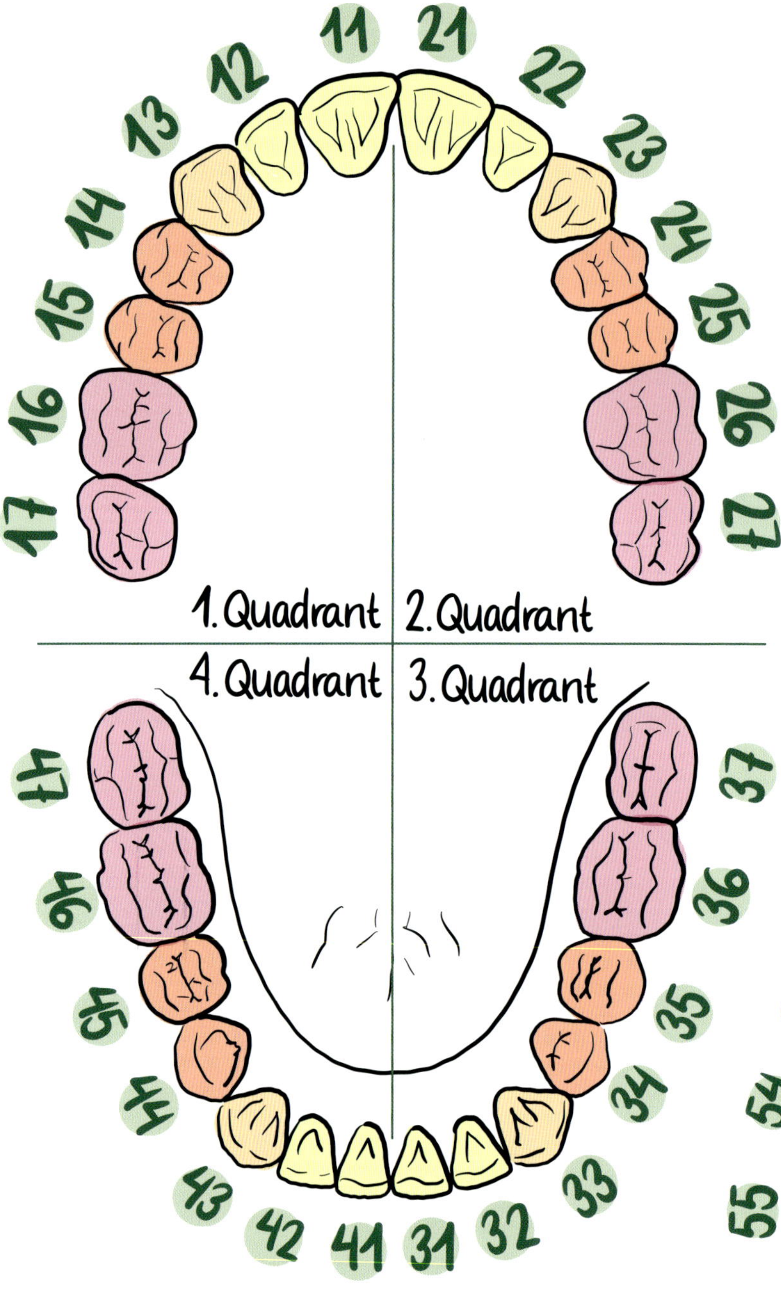

Schneidezähne

Eckzähne

Prämolaren

Molaren

Milchgebiss

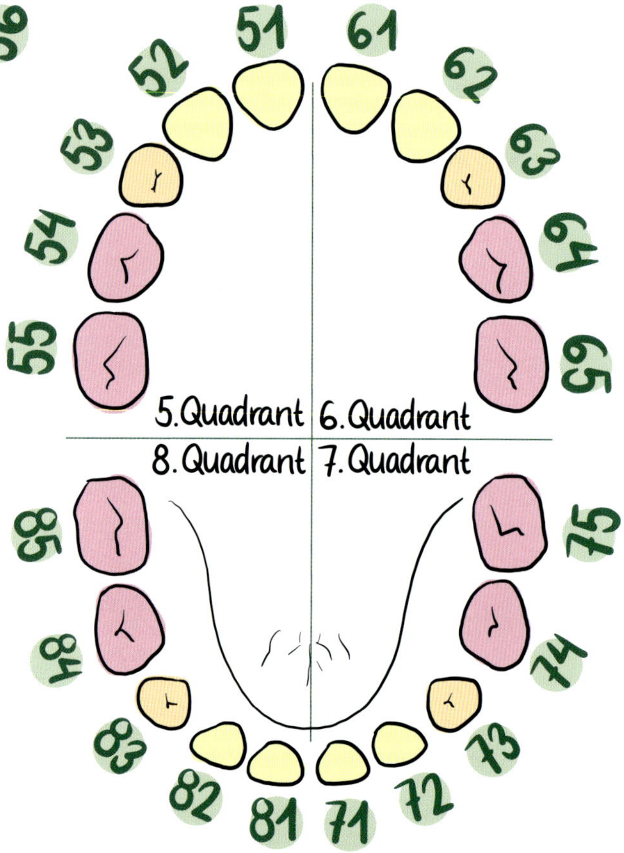

Milch-Schneidezähne

Milch-Eckzähne

Milch-Molaren

ZAHNMORPHOLOGIE

Mittlerer Schneidezahn

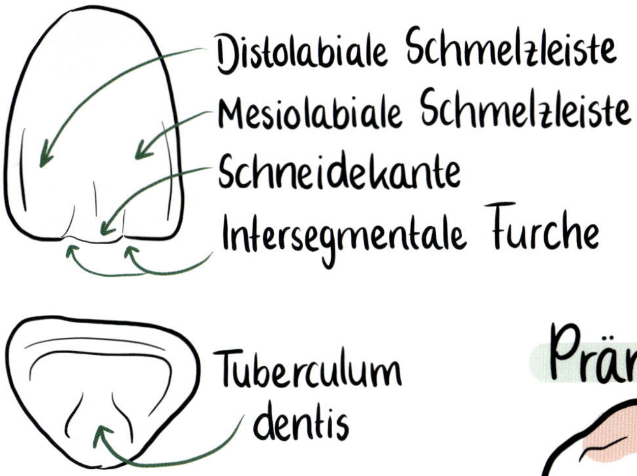

Eckzahn

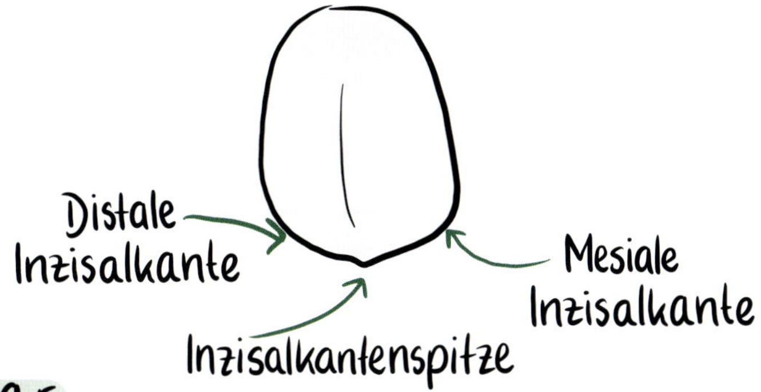

Prämolar

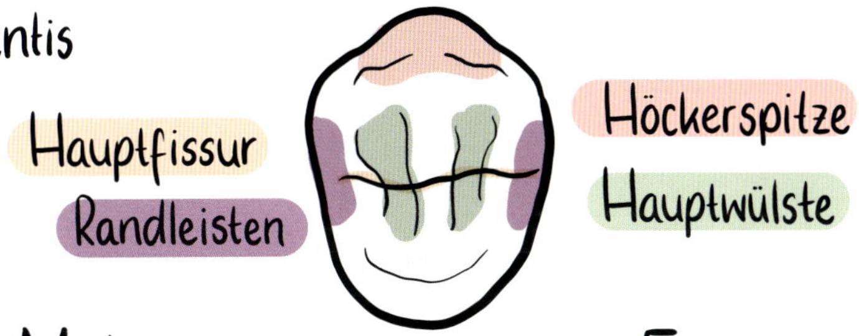

Erster oberer Molar

Erster unterer Molar

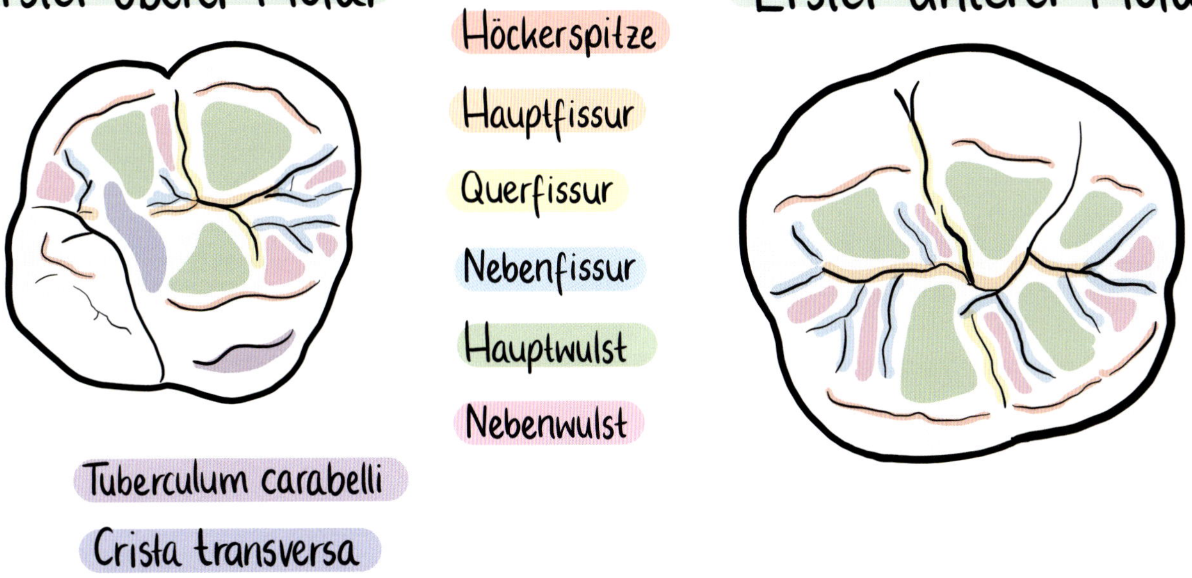

ZAHNMERKMALE

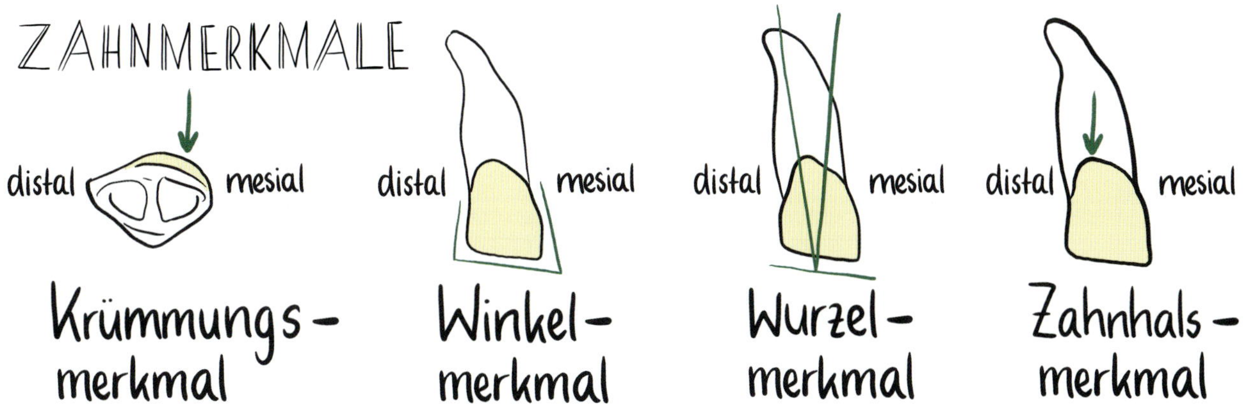

TERMINOLOGIE

bukkal palatinal approximal

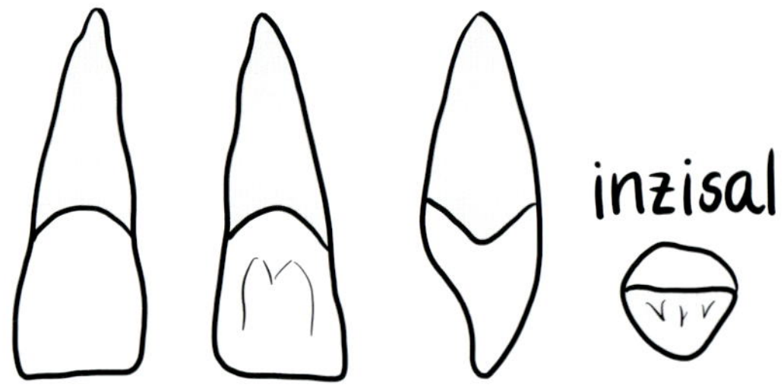

Oberer mittlerer Schneidezahn

bukkal palatinal approximal

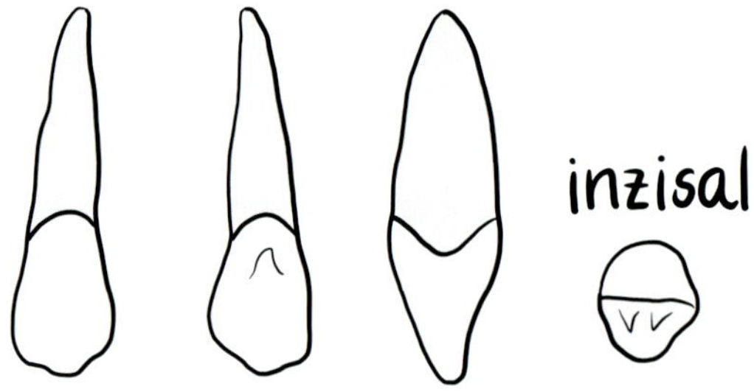

Oberer Eckzahn

Unterer mittlerer Schneidezahn

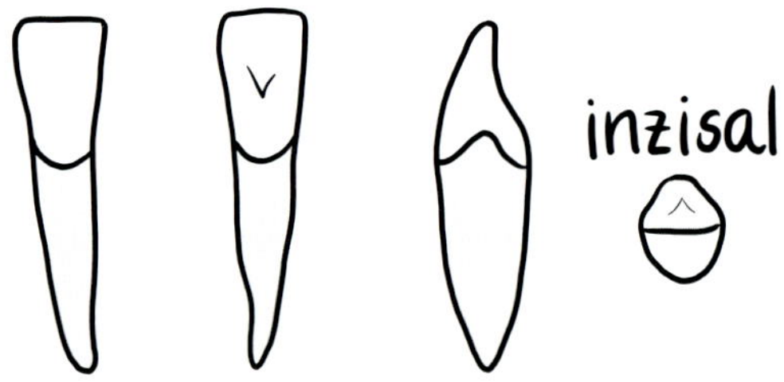

bukkal lingual approximal

Unterer Eckzahn

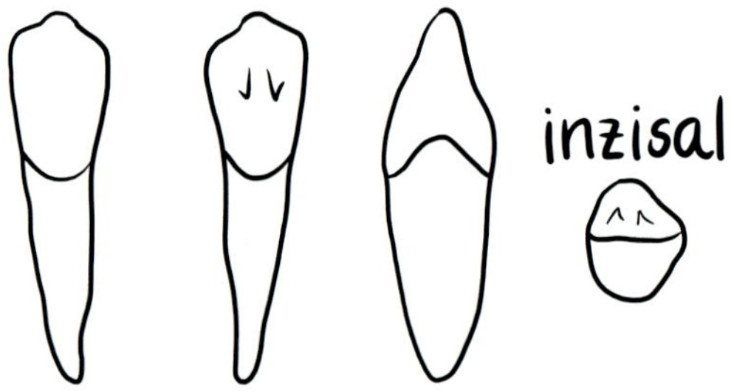

bukkal lingual approximal

bukkal approximal

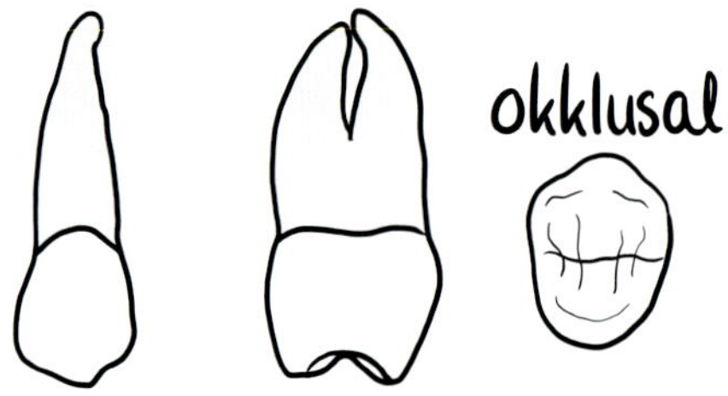

Erster oberer Prämolar

bukkal palatinal approximal

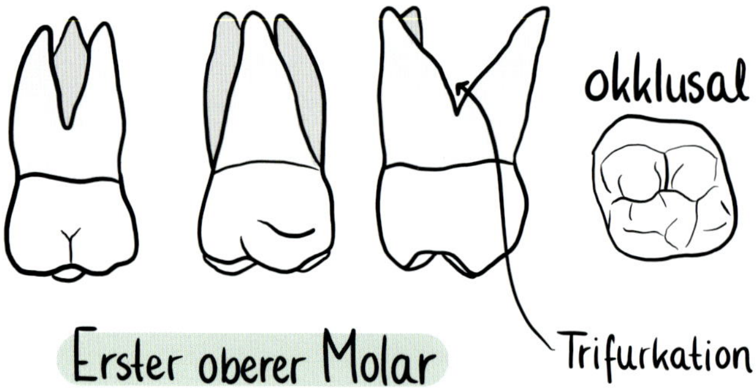

Erster oberer Molar

Erster unterer Prämolar

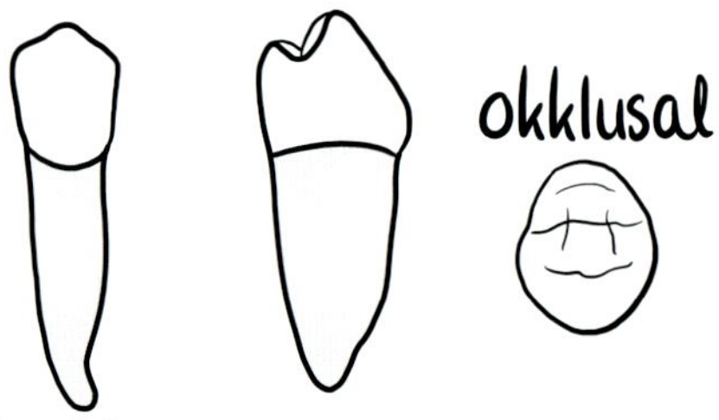

bukkal approximal

Erster unterer Molar

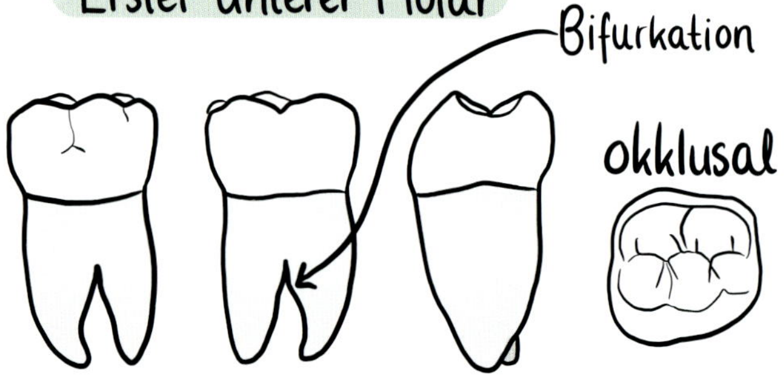

bukkal lingual approximal

ZAHNSCHMELZ

FACTS
facts

- Härteste Substanz des Körpers
- Kein Reparaturmechanismus
- Dichte: ca. 2.8 - 3.0 kg/m³
- Härte: ca. 250 KHN

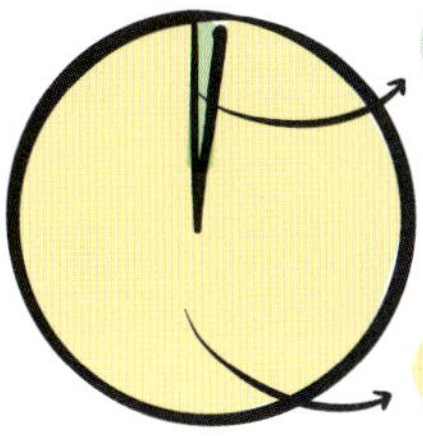

2% organisch
- Proteine
- Lipide

98% anorganisch
- Kalzium
- Phosphor
- Karbonat
- Magnesium
- Natrium

insgesamt bis zu 40 Spurenelemente

Hydroxylapatit-Kristalle

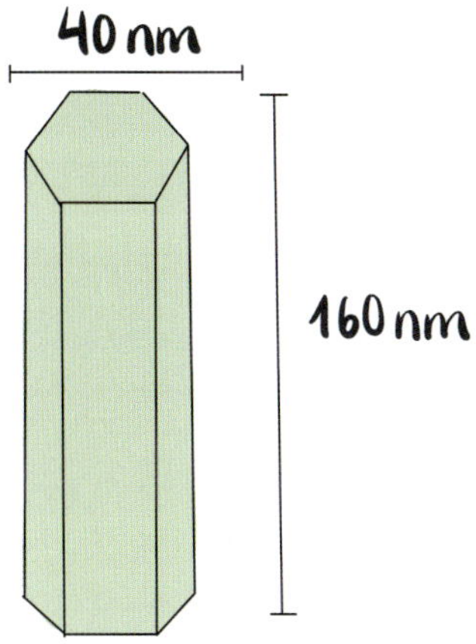

- Hexagonal
- Kleine Stäbchen
- Viele Schmelzkristalle bilden → Schmelzprismen

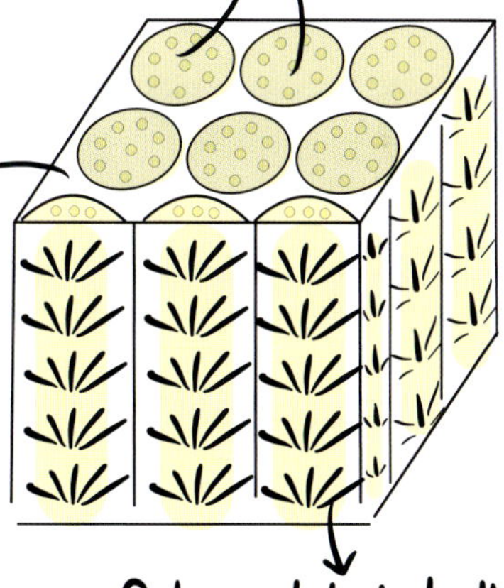

Zahnschmelz wird von den **Ameloblasten** gebildet

Retzius-Streifen

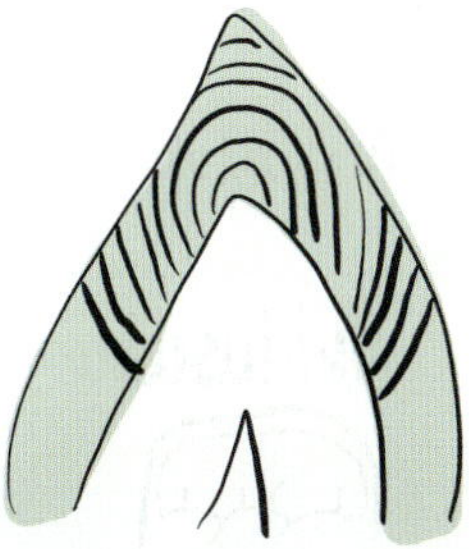

- Wachstumslinien
- Auf der Zahnoberfläche sichtbar als Perikymatien

Hunter-Schreger-Streifen

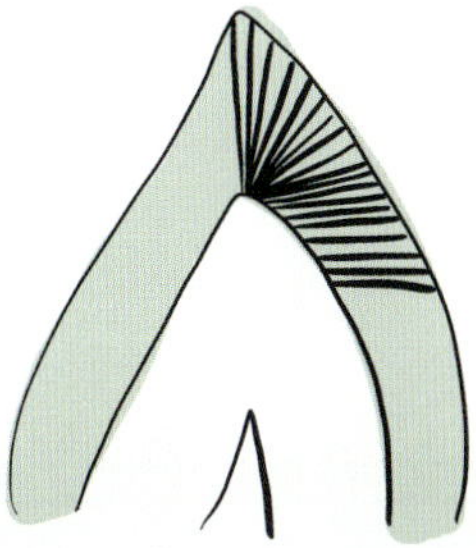

- Horizontal und vertikal
- Entstehen durch abwechselnde Ausrichtung der Schmelzprismen

Prismenfrei:
- in Milchzähnen
- in Fissuren
- im zervikalen Bereich der Zähne

GRUNDLAGEN

DENTIN

FACTS

- Der größte Teil des Zahns besteht aus Dentin
- Im Gegensatz zu Zahnschmelz ein lebendes Gewebe
- Enthält Dentinkanälchen mit Zellfortsätzen
- Regenerierbar

Ebner-Linien

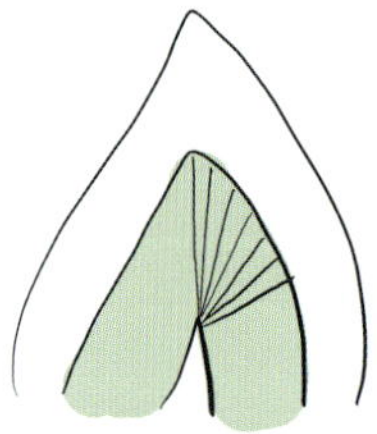

- Ruhephase der Odontoblasten
- Parallel zur Schmelz-Dentin-Grenze

Owen-Linien

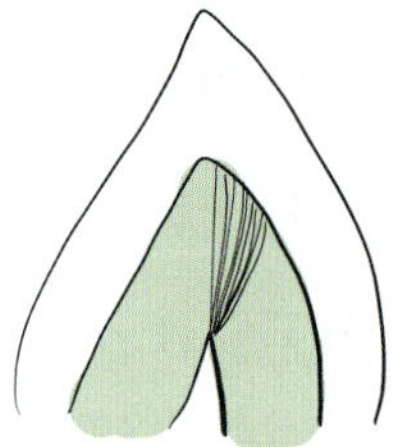

- Eine bekannte Owen-Linie: Die Neonatallinie, trennt pränatales von postnatalem Dentin

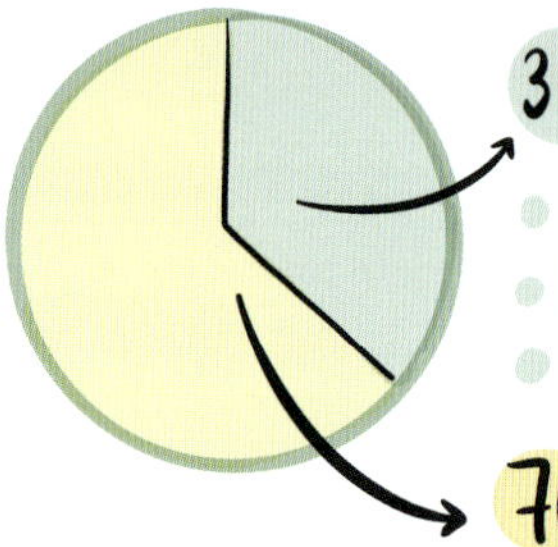

30 % organisch (davon 10 % Wasser)
- Proteine
- Lipide
- Kollagen

70 % anorganisch
- Kalzium
- Phosphor
- Karbonat
- Magnesium
- Natrium

} insgesamt bis zu 40 Spurenelemente

Primärdentin

Entsteht bis zum Abschluss des Wurzelwachstums

Sekundärdentin

Bildung nach Abschluss des Wurzelwachstums

Tertiärdentin

Bildung aufgrund eines Reizes als Abwehrbarriere

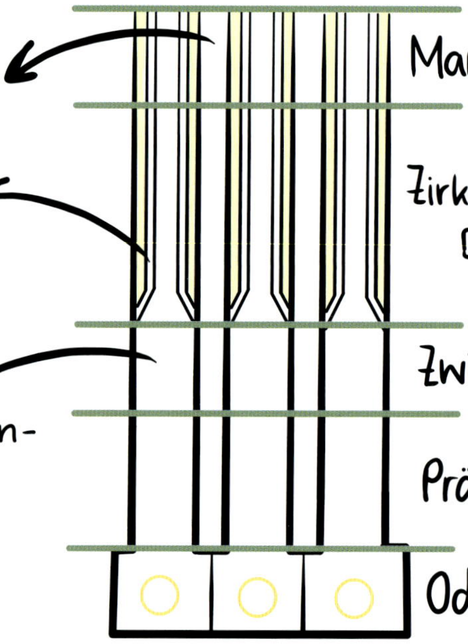

S-förmige Dentinkanälchen

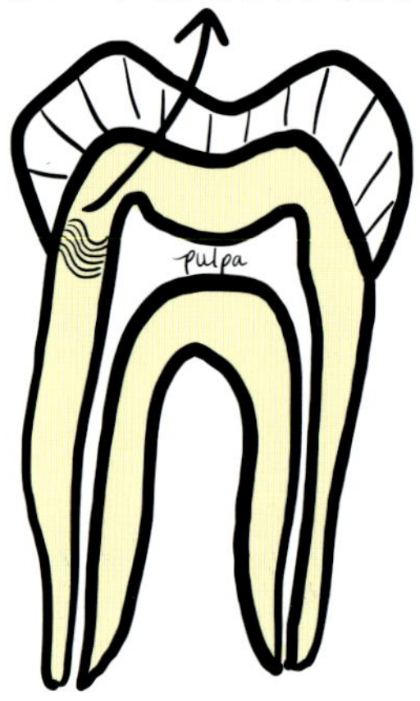

Dentin wird von den Odontoblasten gebildet

WURZELZEMENT

FACTS facts

- Das Wurzelzement ähnelt in seiner Struktur und Härte (30-50 KHN) dem menschlichen Knochen
- wird zeitlebens gebildet

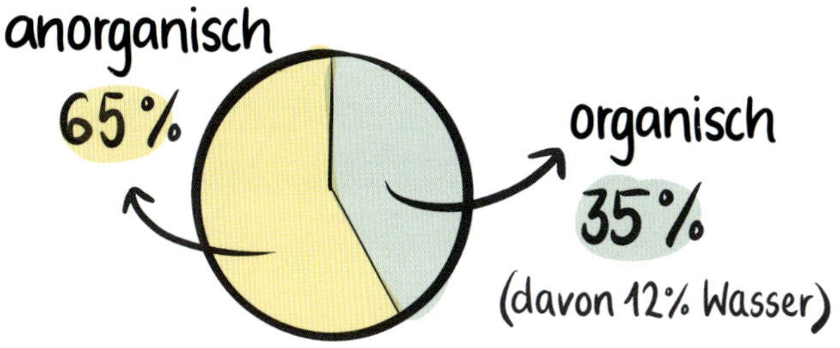

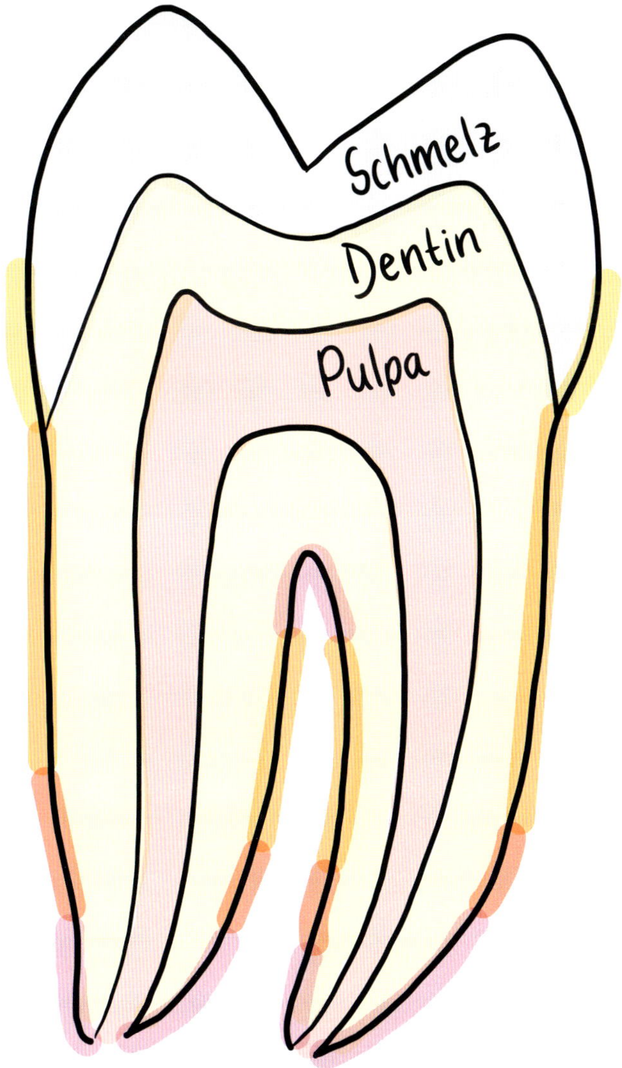

azellulär-afibrilläres Zement

- auch „koronales Zement" genannt
- keine Zementozyten vorhanden
- keine Kollagenfasern vorhanden

azelluläres Fremdfaserzement

- 60-90 % der Wurzellänge
- auch „Verankerungszement" bezeichnet
- Sharpey'sche Fasern vorhanden
  → Kollagenfasern

zelluläres Gemischfaserzement

- Mischprodukt aus:
  → azelluläres Fremdfaserzement
  → zelluläres Eigenfaserzement

zelluläres Eigenfaserzement

- wird von den Zementoblasten gebildet
- vorallem bei Reparaturvorgängen von Bedeutung

SCHÄDELKNOCHEN

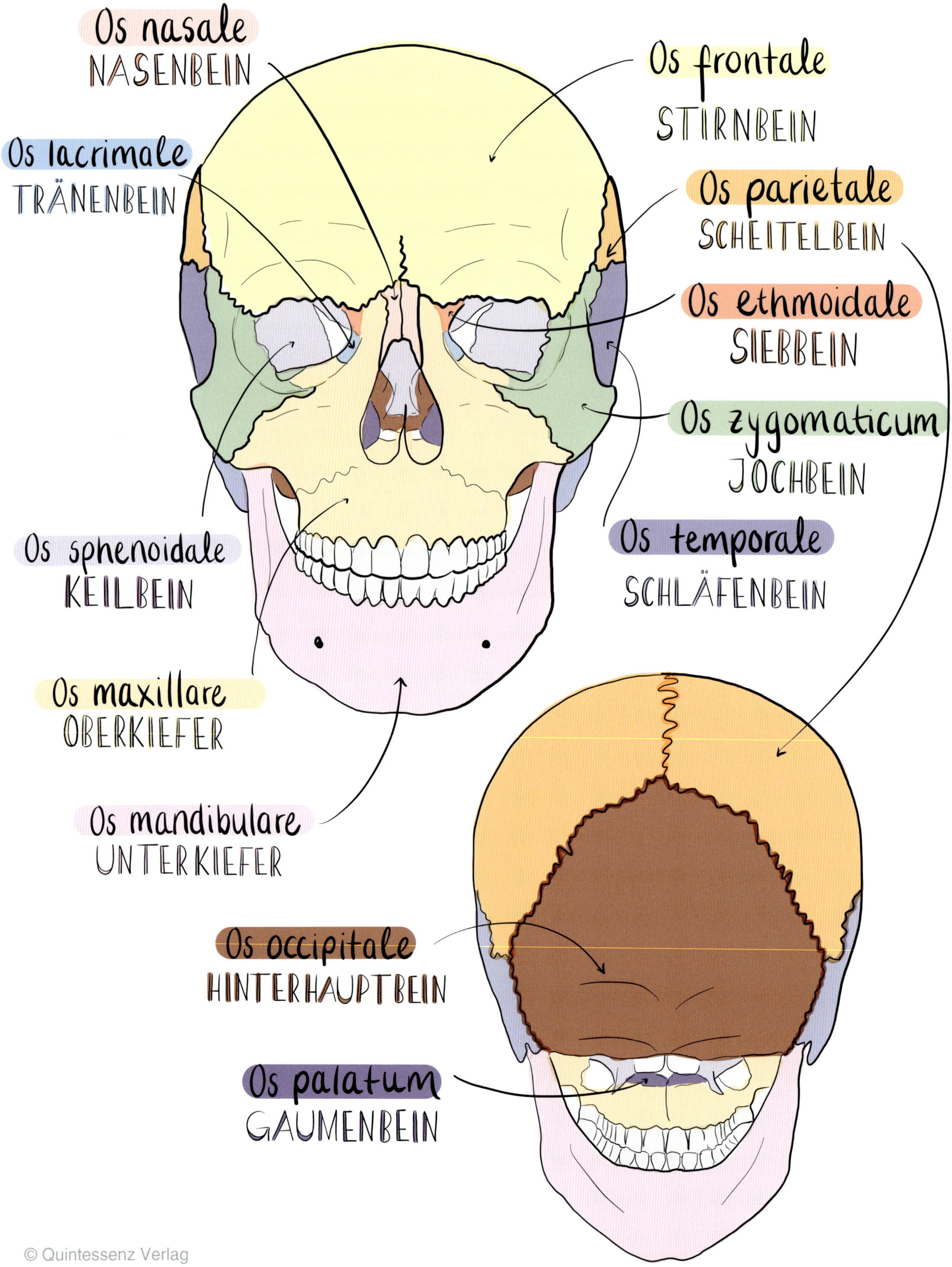

GESICHTSMUSKULATUR

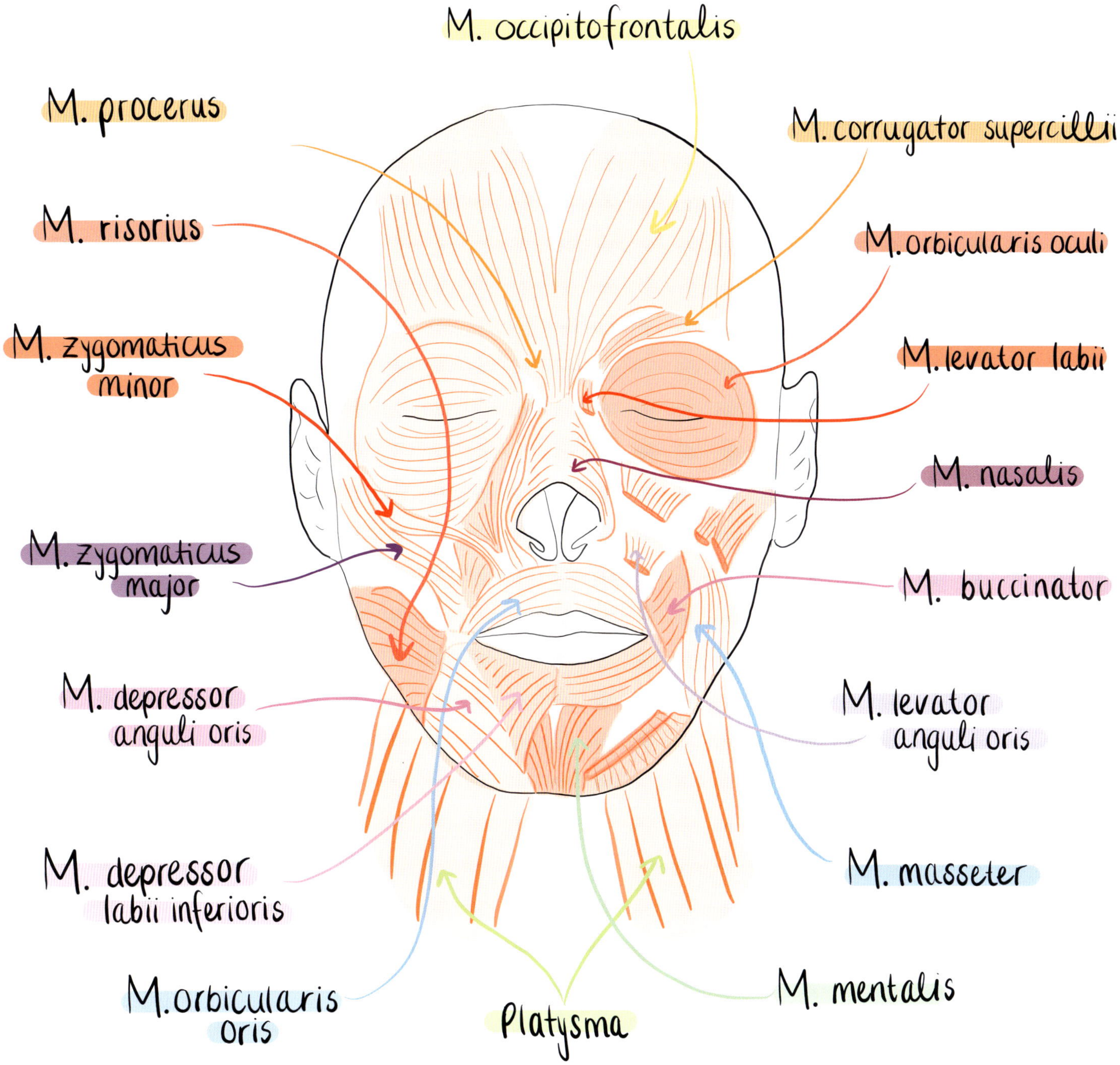

KAUMUSKULATUR

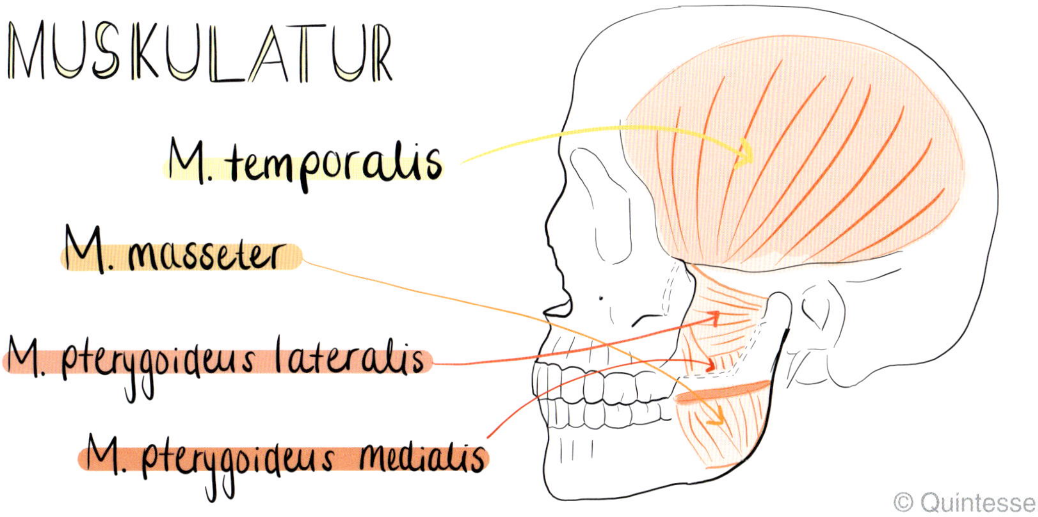

HIRNNERVEN

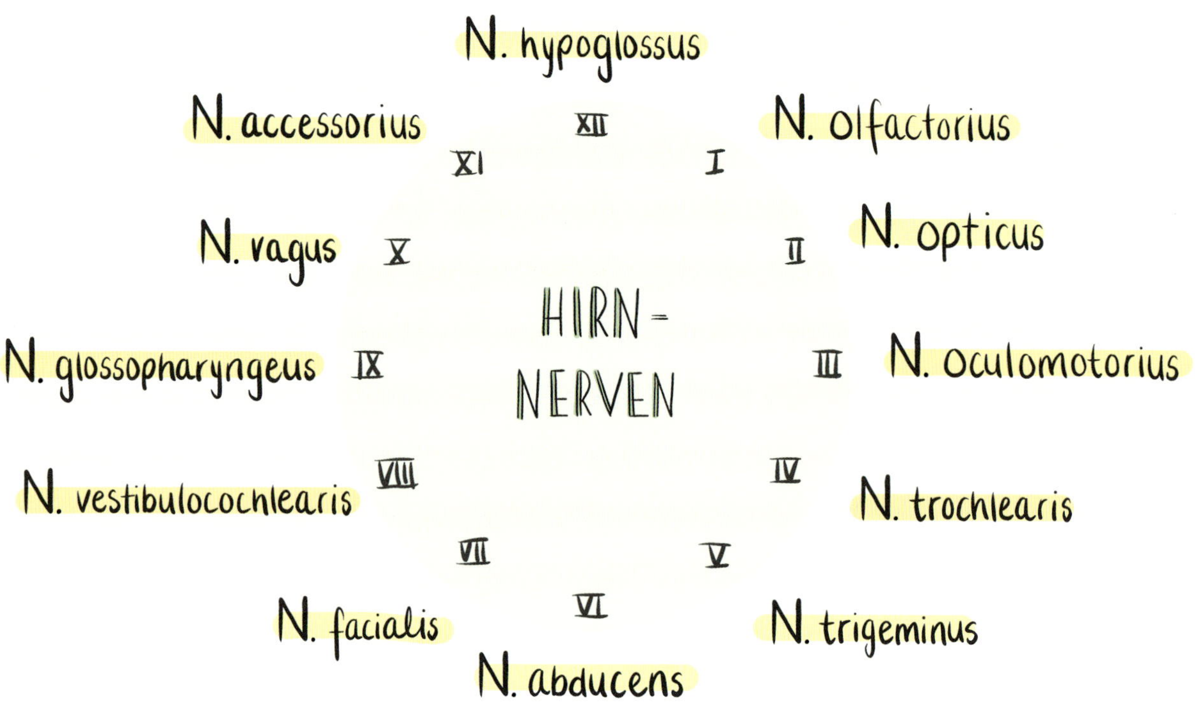
N. hypoglossus
XII
N. accessorius
XI
N. olfactorius
I
N. vagus
X
N. opticus
II
HIRN-
NERVEN
N. glossopharyngeus
IX
III
N. oculomotorius
VIII
N. vestibulocochlearis
IV
N. trochlearis
VII
V
VI
N. facialis
N. trigeminus
N. abducens

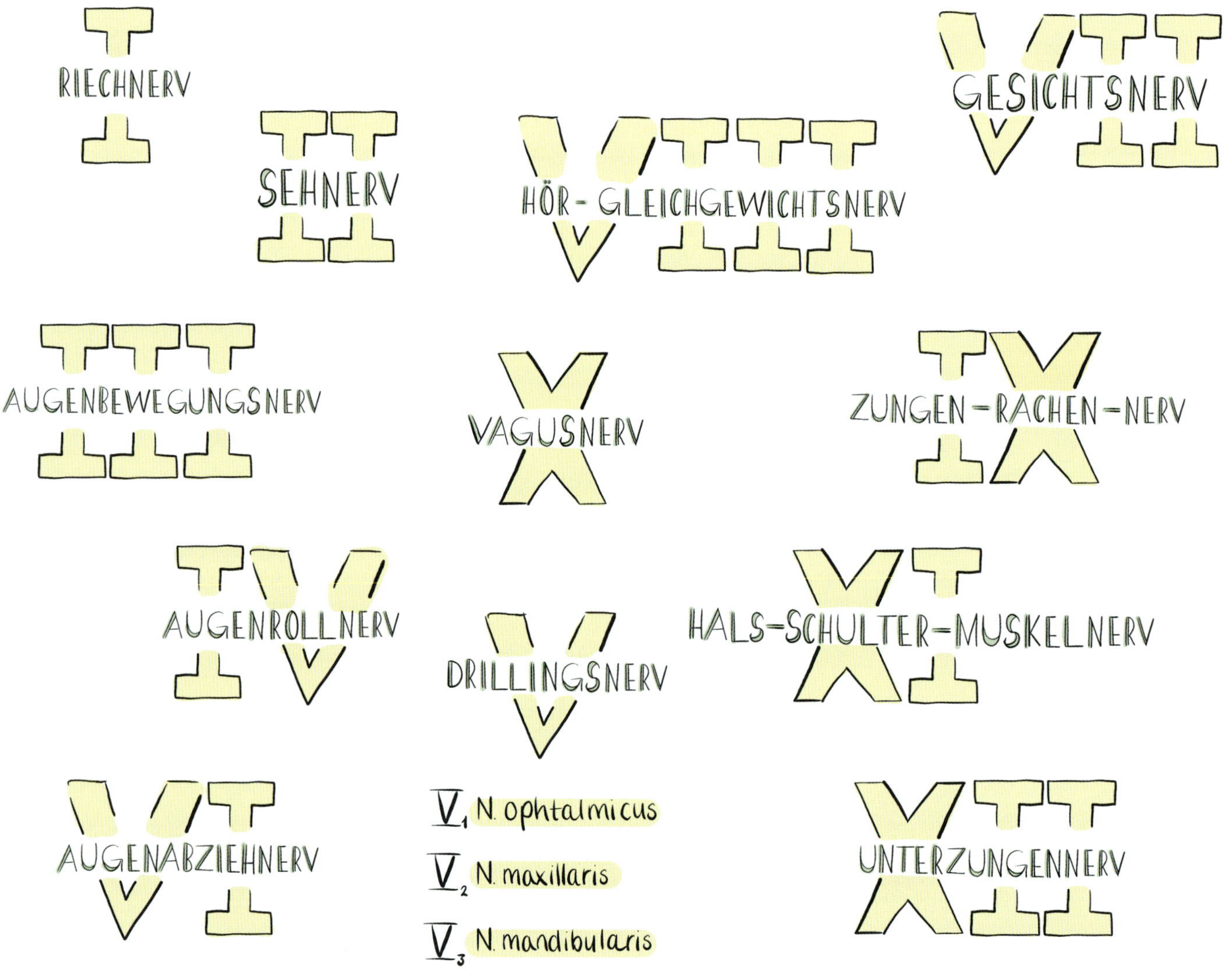
I
RIECHNERV
II
SEHNERV
VIII
HÖR- GLEICHGEWICHTSNERV
VII
GESICHTSNERV
III
AUGENBEWEGUNGSNERV
X
VAGUSNERV
IX
ZUNGEN-RACHEN-NERV
IV
AUGENROLLNERV
V
DRILLINGSNERV
XI
HALS-SCHULTER-MUSKELNERV
VI
AUGENABZIEHNERV
V1 N. ophtalmicus
V2 N. maxillaris
V3 N. mandibularis
XII
UNTERZUNGENNERV

ANATOMIE
anatomie

MUNDHÖHLE

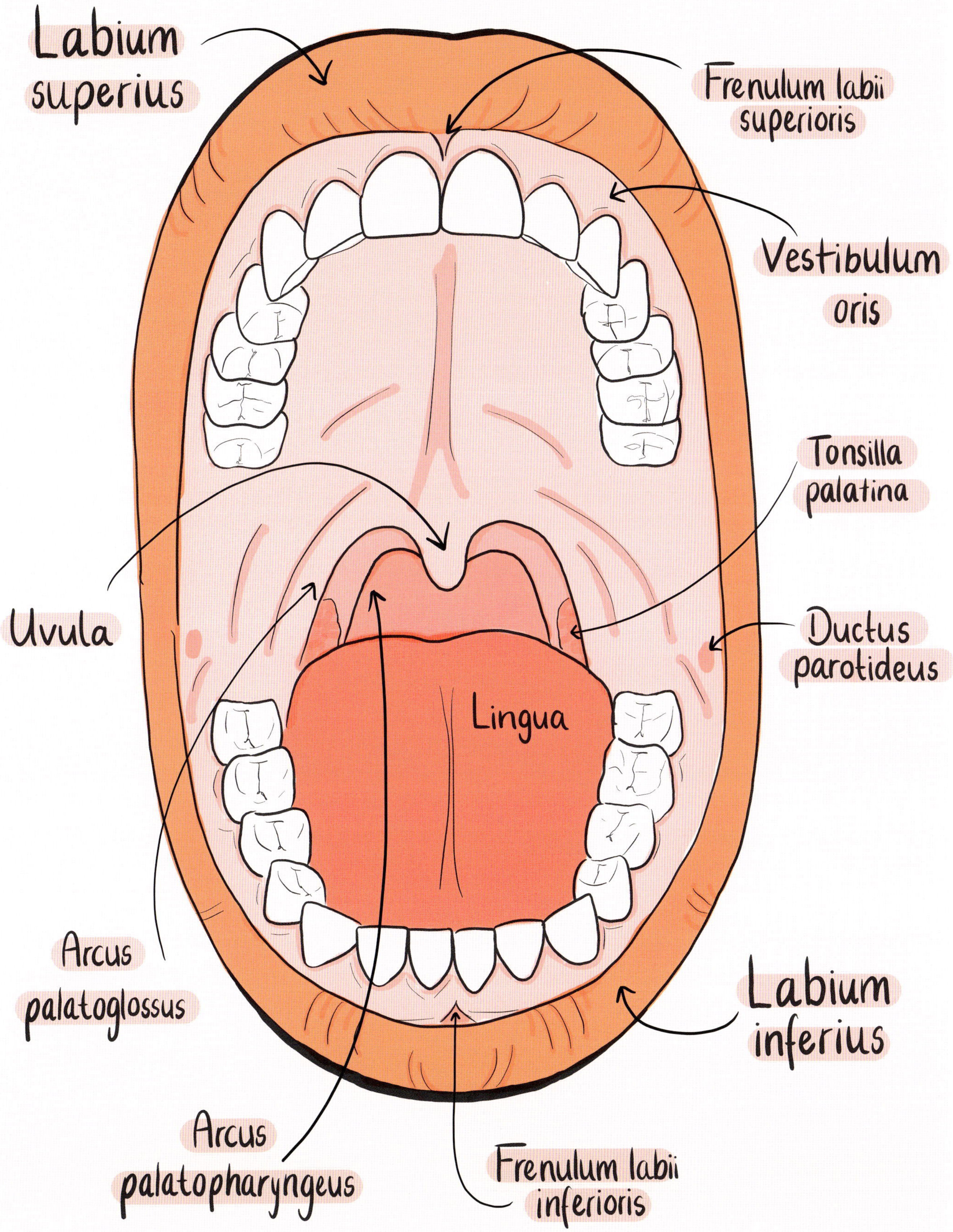

ORALE MUKOSA

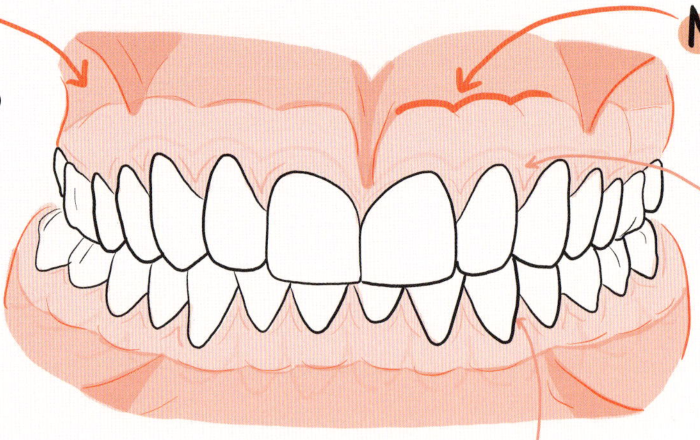

KIEFERGELENK

Articulatio temporomandibularis

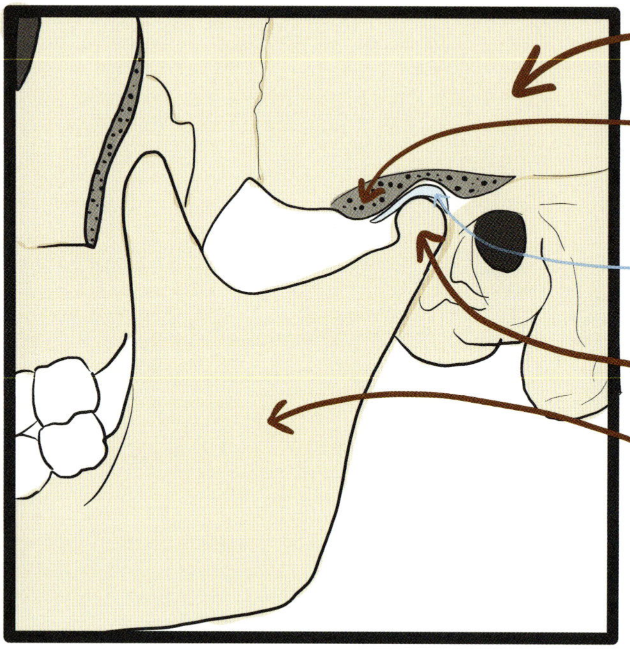

OBERKIEFER

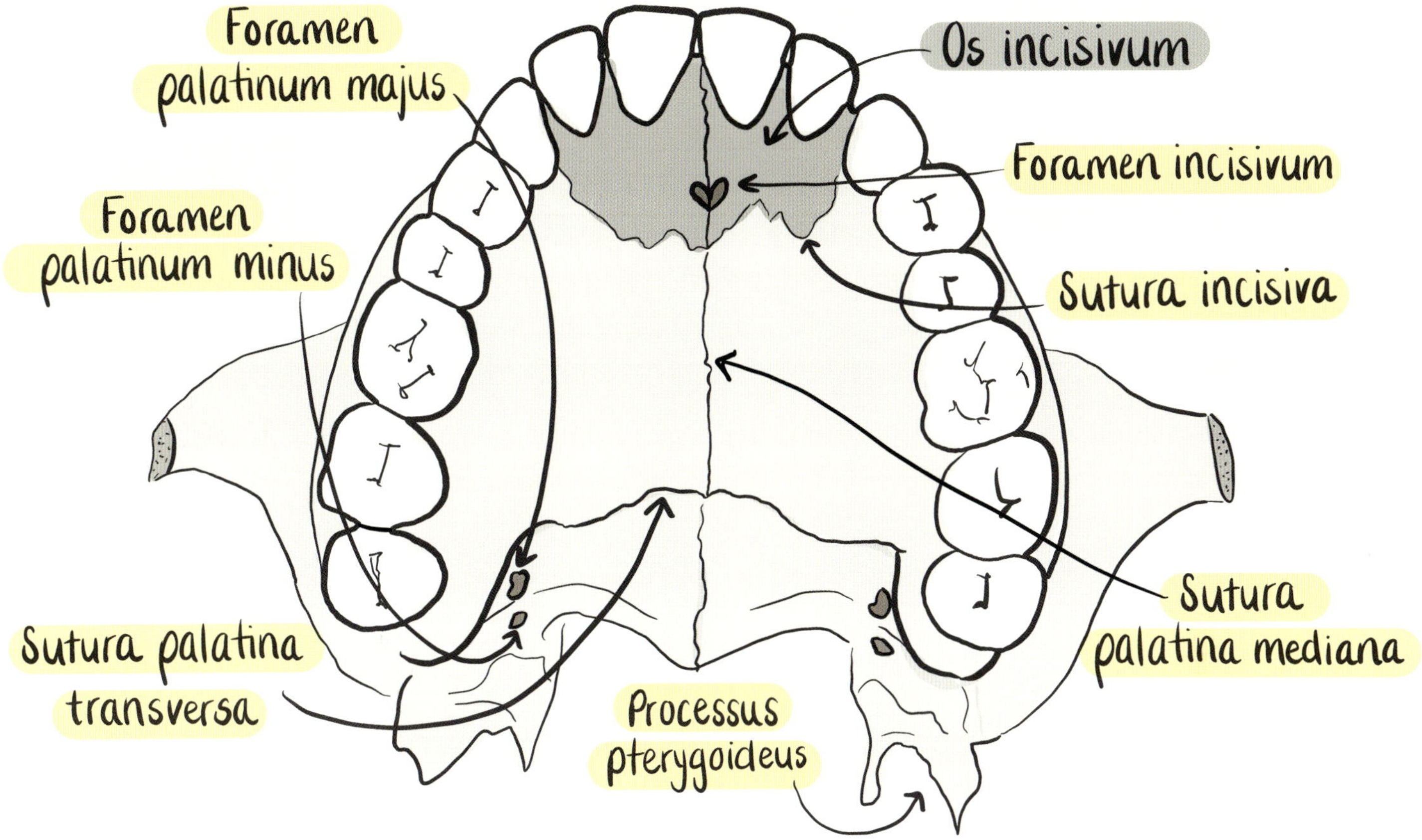
Foramen palatinum majus
Os incisivum
Foramen incisivum
Foramen palatinum minus
Sutura incisiva
Sutura palatina mediana
Sutura palatina transversa
Processus pterygoideus

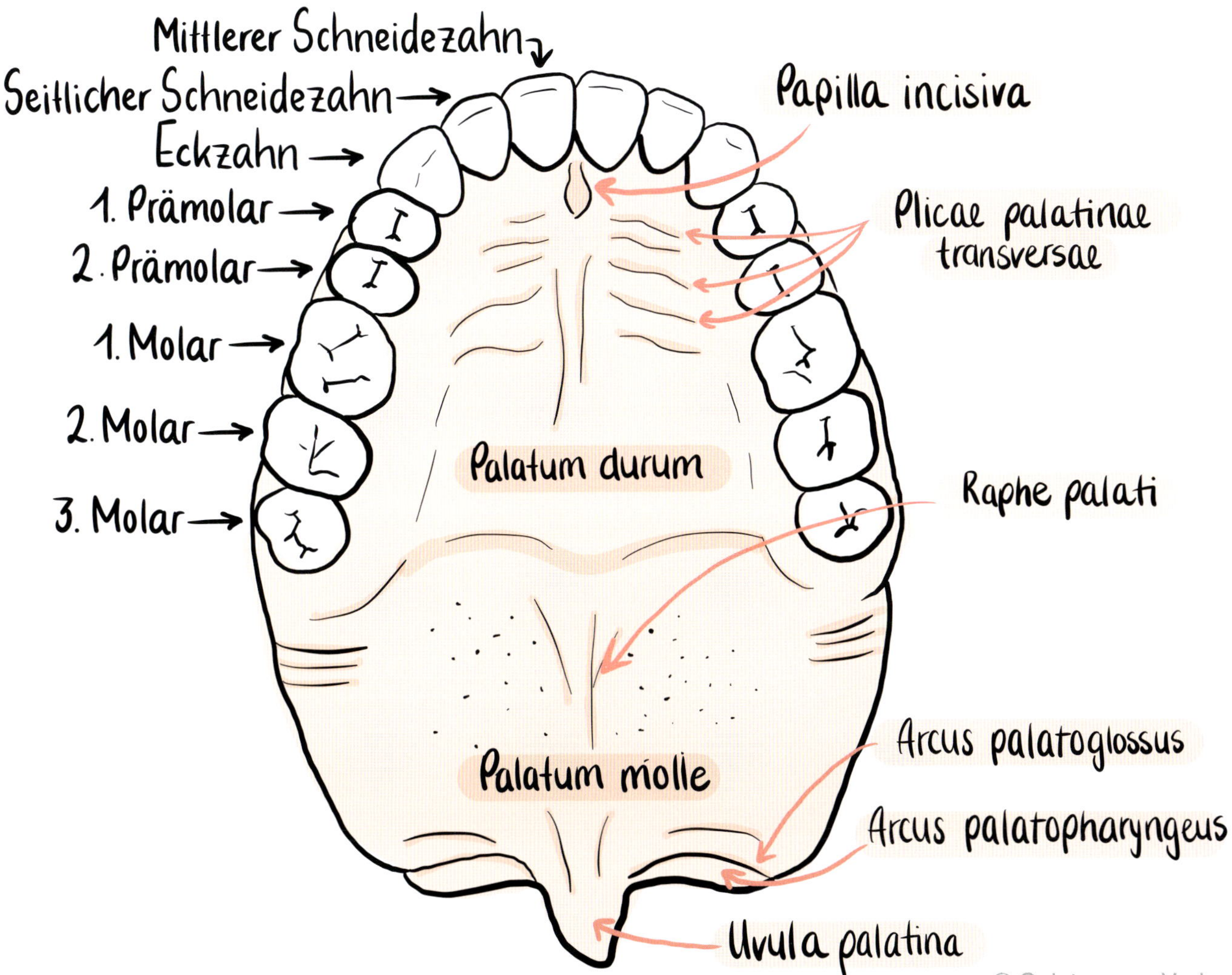
Mittlerer Schneidezahn
Seitlicher Schneidezahn
Eckzahn
1. Prämolar
2. Prämolar
1. Molar
2. Molar
3. Molar
Papilla incisiva
Plicae palatinae transversae
Palatum durum
Raphe palati
Palatum molle
Arcus palatoglossus
Arcus palatopharyngeus
Uvula palatina

anatomie

UNTERKIEFER

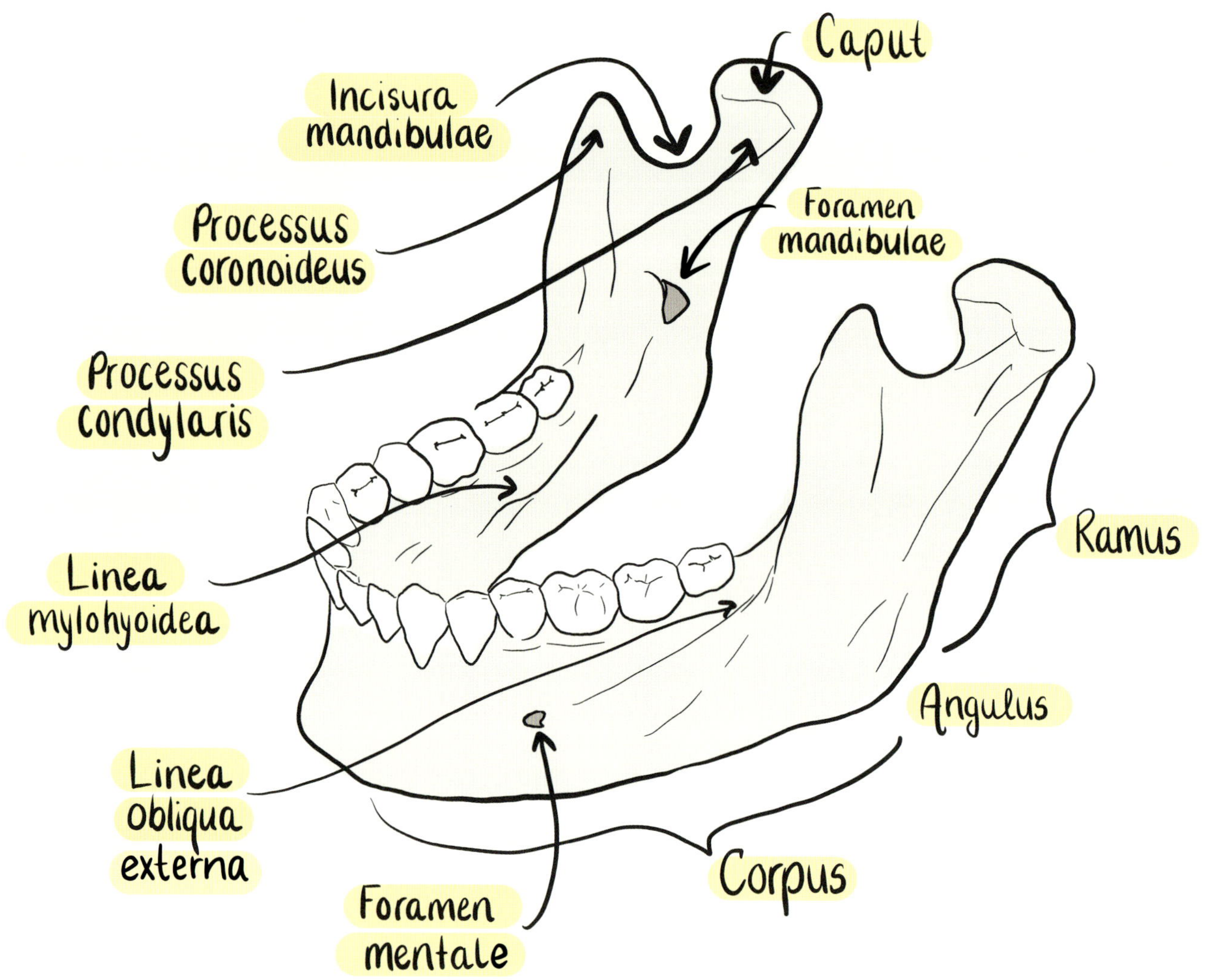

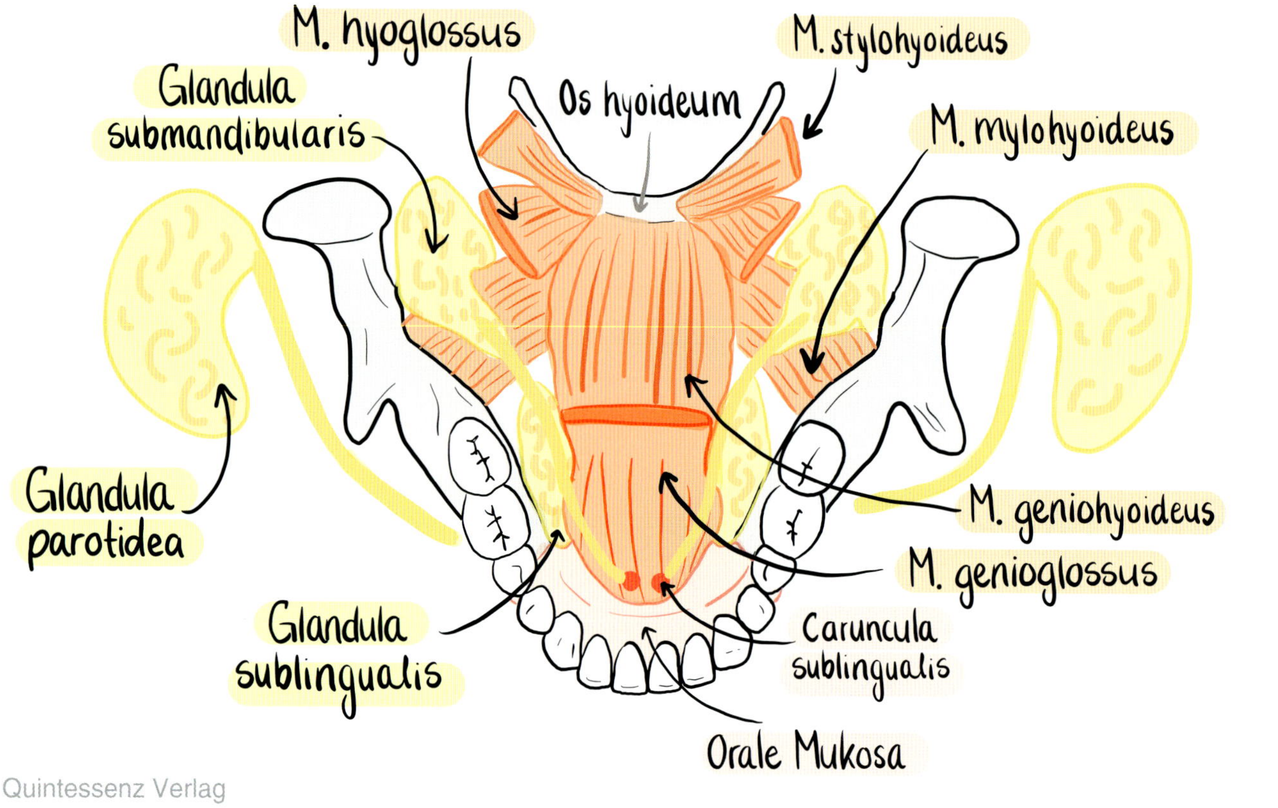

Präventivzahnmedizin

Speichel

Spülfunktion	Gesamtflüssigkeit
Pufferung	Bicarbonat, Phosphat, Proteine
Remineralisation	Kalzium, Phosphat
Antibakterielle Aktivität	Antikörper, Lysozym, Laktoferrin, Laktoperoxidase
Vorverdauung	Amylase, Proteasen

Puffersysteme

- Bicarbonat-Puffer
  Hauptpuffersystem im stimulierten Speichel
- Phosphat-Puffer
  effizient im unstimulierten Speichel
- Protein-Puffer

Die drei großen Speicheldrüsen

- Glandula parotidea → rein serös
  (Ohrspeicheldrüse)
- Glandula submandibularis → seromukös
  (Unterkieferspeicheldrüse)
- Glandula sublingualis → mukoserös
  (Unterzungenspeicheldrüse)

Das täglich gebildete Speichelvolumen beträgt 0.5 – 1.5 L

Xerostomie : Subjektives Gefühl der Mundtrockenheit
Hyposalivation : Objektiv reduzierte Speichelmenge

	normal	niedrig	Hyposalivation
Ruhespeichel	0.25 - 0.35 ml/min.	0.1 - 0.25 ml/min.	< 0.1 ml/min.
stimulierter Speichel	1.0 - 4.0 ml/min.	0.8 - 1.0 ml/min.	< 0.7 ml/min.

FLUORIDE

FACTS

- Einheit ppm = „parts per million"
- 1000 ppm = 0.1% Fluorid = 1 mg Fluorid

verschiedene Fluoride:

- Aminfluorid
- Zinnfluorid
- Natriumfluorid
- Natriummonofluorophosphat

ZAHNPASTE

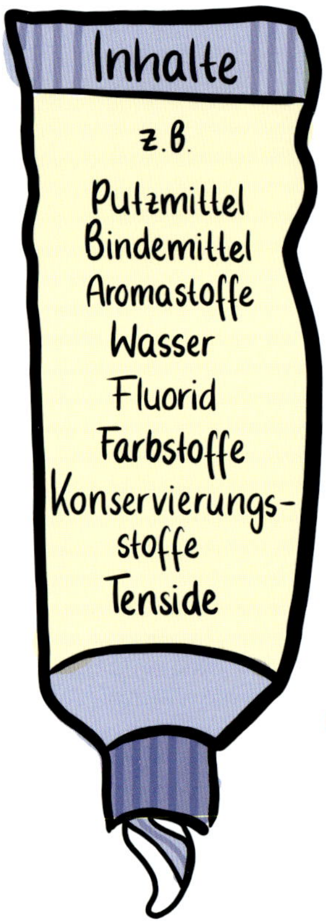

0.05% Fluorid, 500 ppm

Mindestens 2x täglich ab Durchbruch des ersten Milchzahnes

0.15% Fluorid, 1500 ppm

Mindestens 2x täglich ab Durchbruch des ersten bleibenden Backenzahns (ca. ab 6 Jahren)

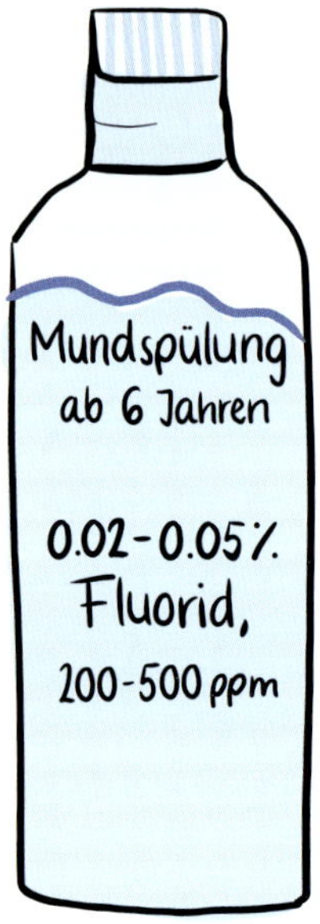

1.25% Fluorid, 12'500 ppm

- Ab dem Alter von 6 Jahren: 1 mal wöchentlich

z.B.

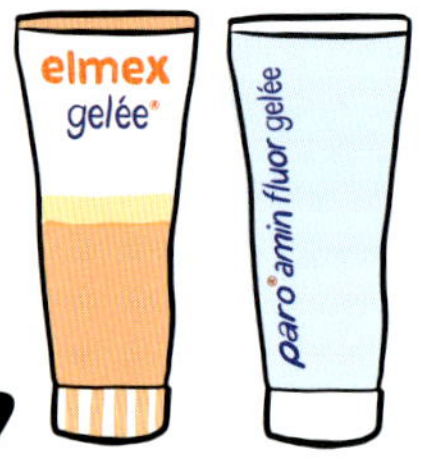

0.3-0.6% Fluorid, 3000-6000 ppm

- durch den Zahnarzt / die Zahnärztin angewendet

z.B.

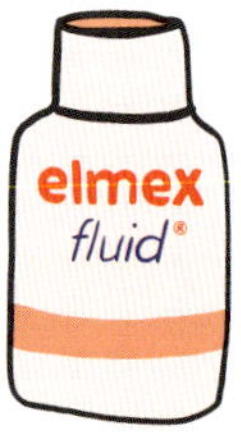

Reiskorngröße 0-2 Jahren, Erbsengröße ab 2 Jahren

2.25% Fluorid, 22'500 ppm

- Ab dem Alter von 2 Jahren: durch den Zahnarzt / die Zahnärztin angewendet

z.B.

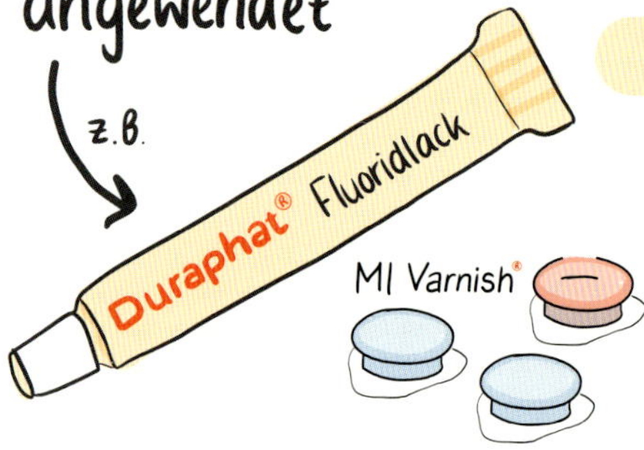

0.5% Fluorid, 5000 ppm

- Rezeptpflichtig
- nicht unter 16 Jahren
- Vorbeugung von Wurzelkaries

z.B.

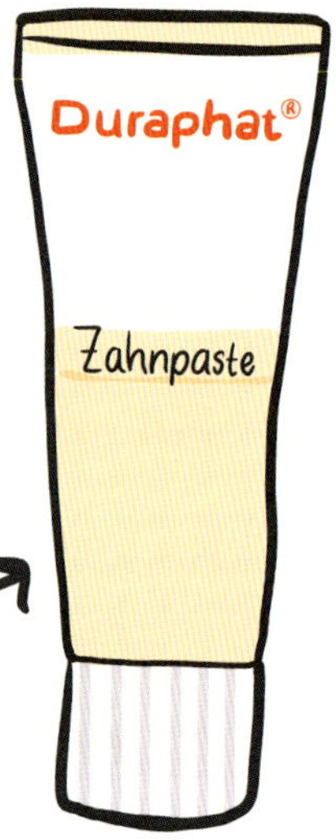

ZAHNABNUTZUNGEN

Erosion

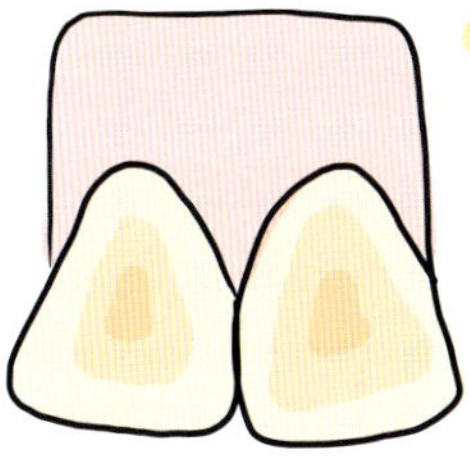

- Demineralisation ohne Beteiligung von Bakterien
- chemische Abnutzung
- Ursache: Säuren

Attrition / Abrasion

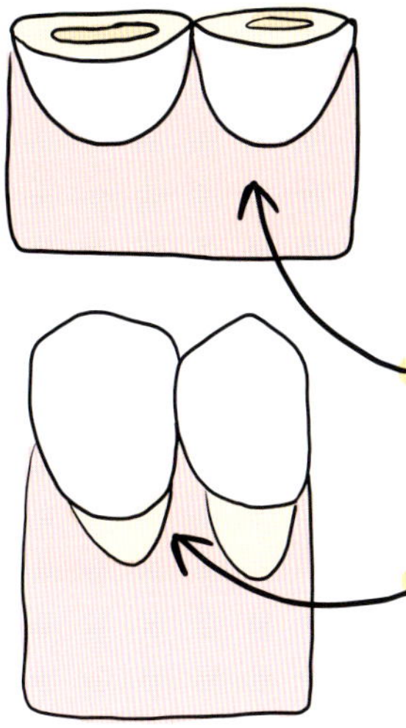

Mechanische Abnutzung von Zahnhartsubstanz durch z.B.:

- Habits (Bruxismus, Knirschen)
- Falsche Zahnputztechnik

Keilförmige Defekte

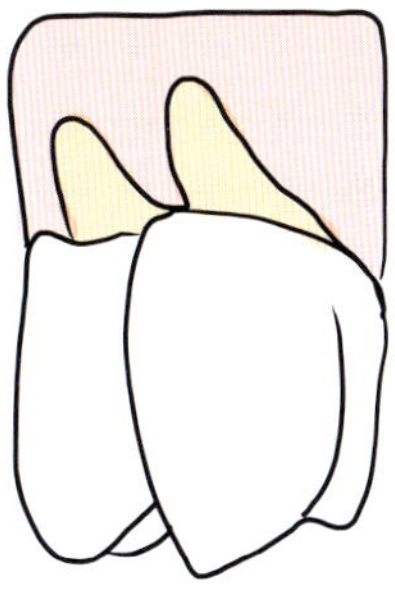

Biegebeanspruchung des Zahns:

- Habits (Bruxismus, Knirschen)

Mechanisch-abrasiver Vorgang:

- Falsche Zahnputztechnik

Allgemeine Empfehlung:
Mindestens 2x täglich Zähne putzen

Zahnputztechniken

Modifizierte Bass-Technik

- 45-Grad-Winkel
- Kreisförmige Bewegungen

KAI-Methode

- für Kinder geeignet

K = Kauflächen
A = Außenflächen
I = Innenflächen

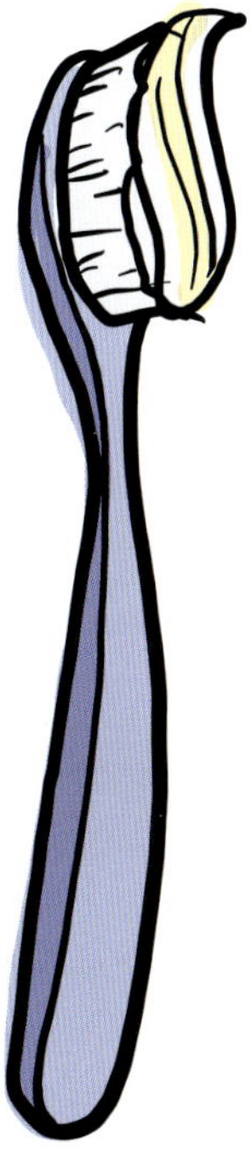

Modifizierte Stillman-Technik

- 45-Grad-Winkel
- Wischbewegung rot nach weiß (von Zahnfleisch nach Zahn)

Charters-Methode

- Wischbewegung weiß nach rot (von Zahn nach Zahnfleisch)

Radiologie

Basics

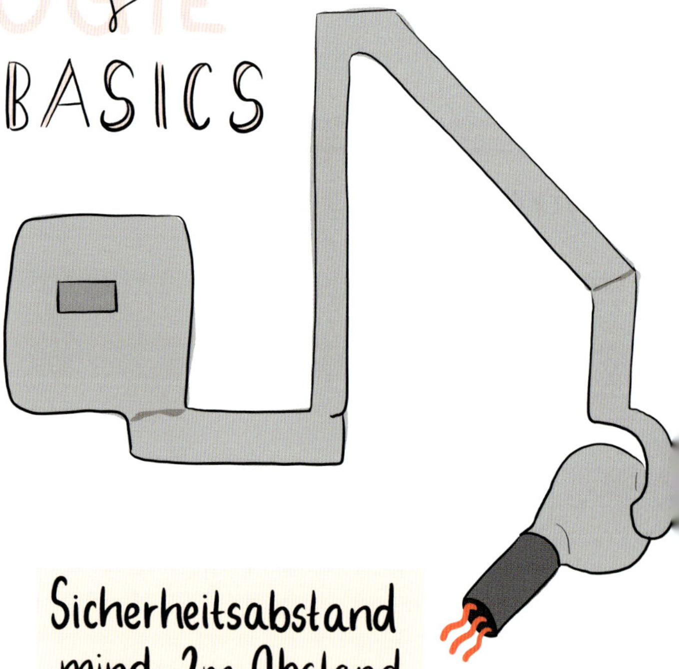

RÖNTGENSTRAHLUNG

- Entsteht durch Geschwindigkeitsänderung geladener Teilchen
- Ionisierende Strahlung
- Elektromagnetische Wellen, die oberhalb des UV-Lichts liegen

$$1\,Sv = 1\,\frac{J}{KG}$$

Bei der Röntgenstrahlung entspricht:

$$1\,Sv = 1\,Gy$$

Sicherheitsabstand
mind. 2m Abstand

Grenzwerte

Normale Bevölkerung: 1 mSv/Jahr

Beruflich strahlenexponierte Personen: 20 mSv/Jahr

Letale Dosis: ab 6 Sv

ca. 400–780 nm
Für Menschen sichtbar

Je höher die Frequenz, und je kürzer die Wellenlänge, desto höher die Energie

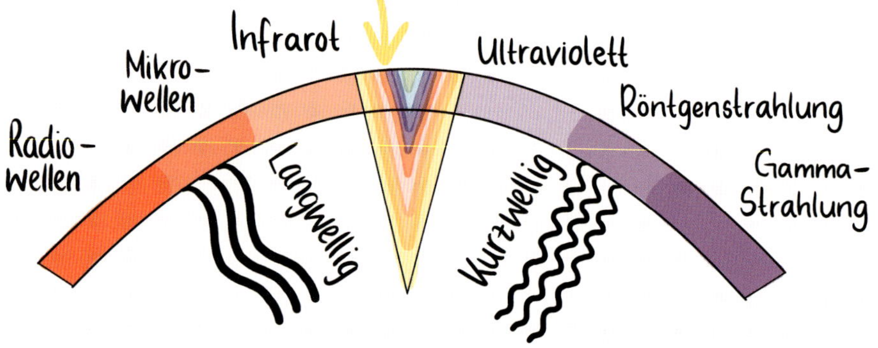

Abstandsquadratgesetz

$$I \propto \frac{1}{r^2}$$

z.B.: doppelter Abstand

$= \frac{1}{2^2} = 1/4$ der Dosierung

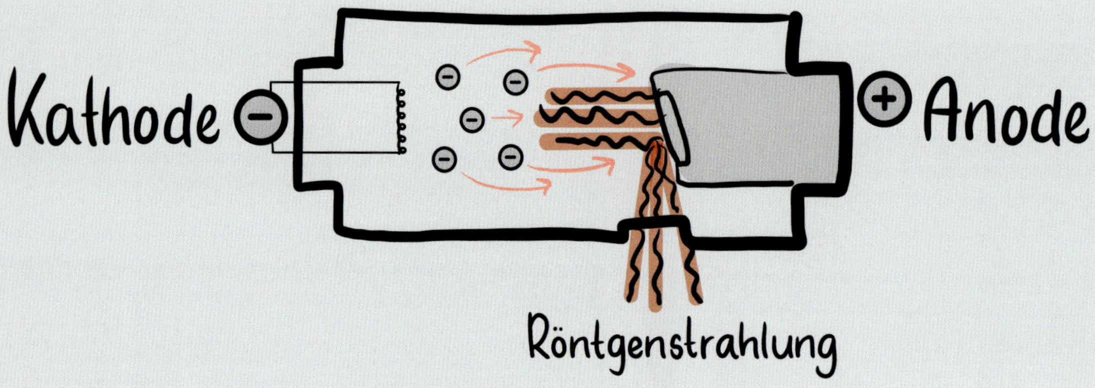

RÖNTGENAUFNAHMEN

Intraorale Röntgenaufnahmen

Bissflügelaufnahme / Bitewing

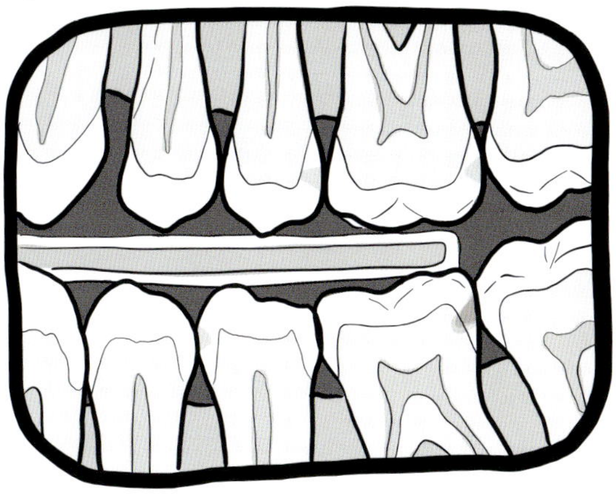

- Zweidimensionale Abbildung
- Zur regelmäßigen zahnärztlichen Untersuchung
- Bei Verdacht auf Approximalkaries
- Distal Eckzahn bis mesial endständiger Molar inkl. marginaler Knochen

Aufbissaufnahme

Oberkiefer

Unterkiefer

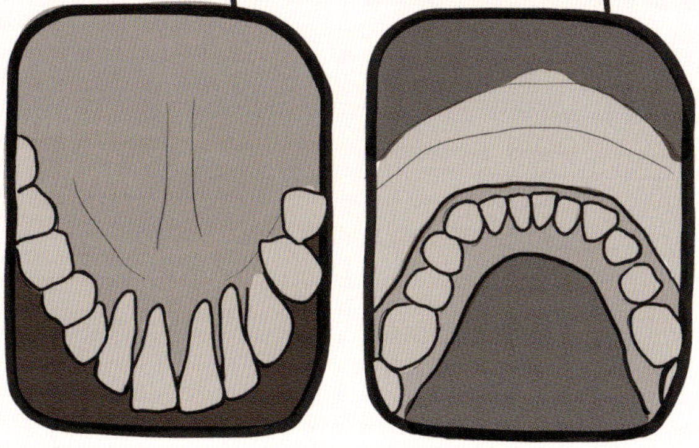

- Zweidimensionale Abbildung
- Diagnostik von:
  - Pathologischen Veränderungen und anatomischen Varianten im anterioren Ober- und Unterkiefer

Einzelzahnaufnahme

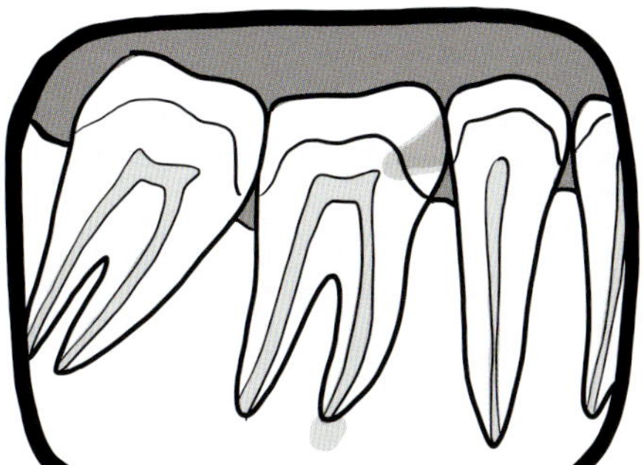

- Verlaufskontrollen von:
  Rekonstruktionen, Wurzelkanalbehandlungen, Zahnunfällen, Implantaten u.a.m.
- Zweidimensionale Abbildung von Zähne inkl. periapikaler Bereich
- Kariesdiagnostik
- Beurteilung von:
  - Zahnkrone, Wurzel und umgehendem Knochen
  - Der parodontalen Situation
  - Pathologischen Veränderungen
  - Wurzelkanälen
  - Zahnfrakturen
  - Karies, Füllungen, prothetischer Versorgung, Implantaten

Extraorale Röntgenaufnahmen

Panoramaschichtaufnahme (Orthopantomographie)

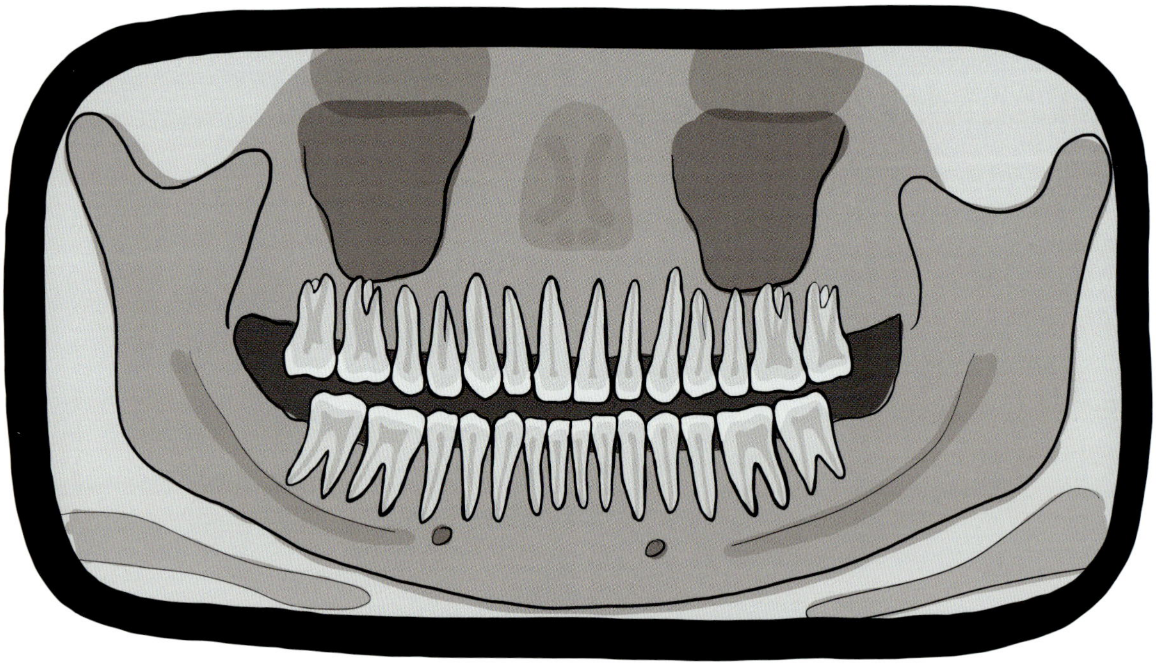

Zweidimensionale Abbildung aller Zähne, gesamter Ober- und Unterkiefer, Kiefergelenke und basaler Anteil der Kieferhöhlen

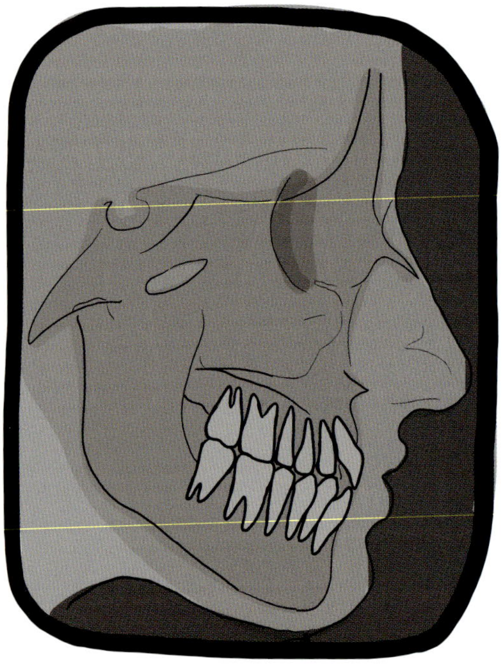

Fernröntgenseitenaufnahme

- Zweidimensionale Abbildung
- Laterale Aufnahme des Schädels
- Indikation vor allem in der Kieferorthopädie und Mund-, Kiefer- und Gesichtschirurgie

Digitale Volumentomographie (DVT)

- Dreidimensionale Abbildung
- Überlagerungsfreie Darstellung von Zahn- und Knochenstrukturen
- Indikation bei zusätzlich erforderlicher detaillierter Diagnostik

ANALGETIKA

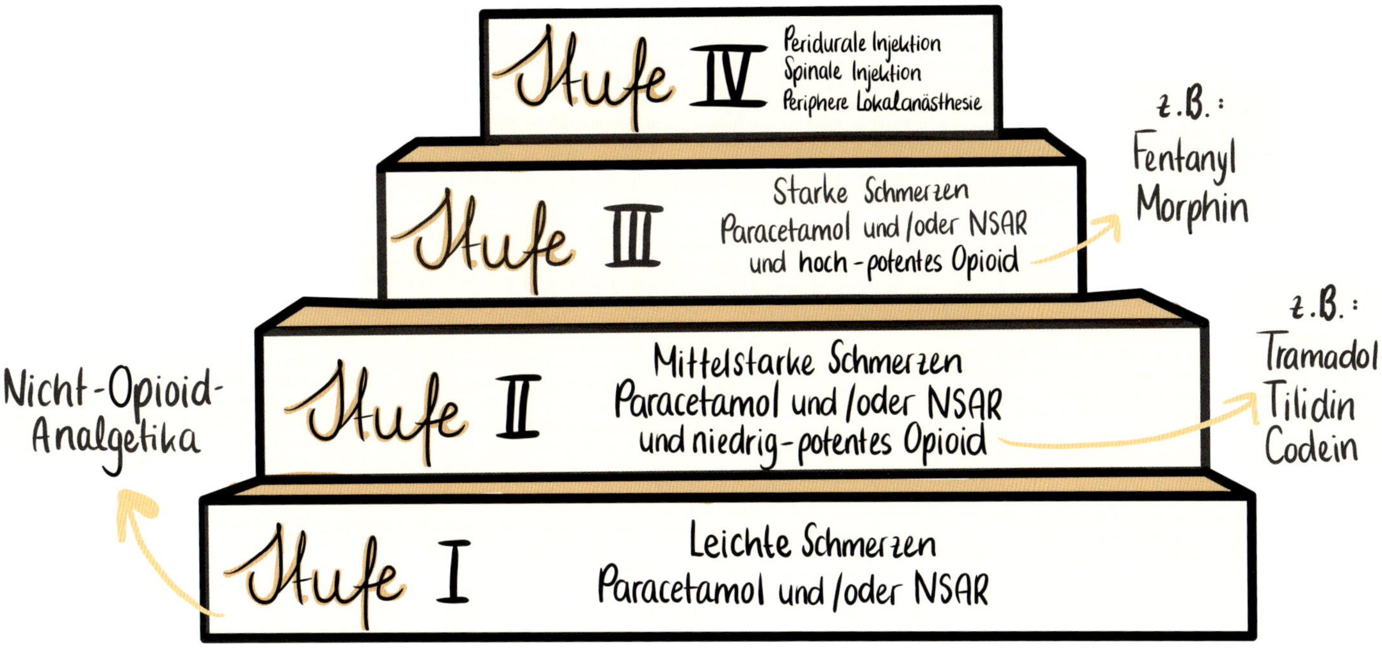

Paracetamol

- Hemmt Prostaglandinsynthese
- Wirkt: analgetisch (schmerzlindernd)
  antipyretisch (fiebersenkend)
- Keine entzündungshemmende Wirkung
- Wird in der Leber abgebaut
- Nebenwirkungen: Lebertoxizität bei Überdosierung

Metamizol (Novalgin®)

- Wirkt: analgetisch (schmerzlindernd)
  antipyretisch (fiebersenkend)
  spasmolytisch (entkrampfend)
- Keine entzündungshemmende Wirkung
- Nebenwirkungen: Agranulozytose (selten)

Nichtsteroidale Antirheumatika (NSAR)

- Hemmung der Cyclooxygenasen
- Wirkt: analgetisch (schmerzlindernd)
  antipyretisch (fiebersenkend)
  antiphlogistisch (entzündungshemmend)
- Nebenwirkungen: Magen-Darm-Beschwerden, Nieren-Beschwerden

z.B.:

- Acetylsalicylsäure (Aspirin®)
- Ibuprofen (Irfen®)
- Diclofenac (Voltaren®)
- Mefenaminsäure (Ponstan®)

Pharmakologie

ANTIKOAGULANTIEN

- Greifen in die Blutgerinnungskaskade ein und verhindern die Bildung von Fibrin
- Thromboseprophylaxe
- Prävention Lungenembolie
- Prävention Schlaganfall / Herzinfarkt

Heparine

z.B.: • Liquemin®
→ Unfraktioniertes Heparin
• Fragmin®
→ Niedermolekulares Heparin

- Bindet an Antithrombin III

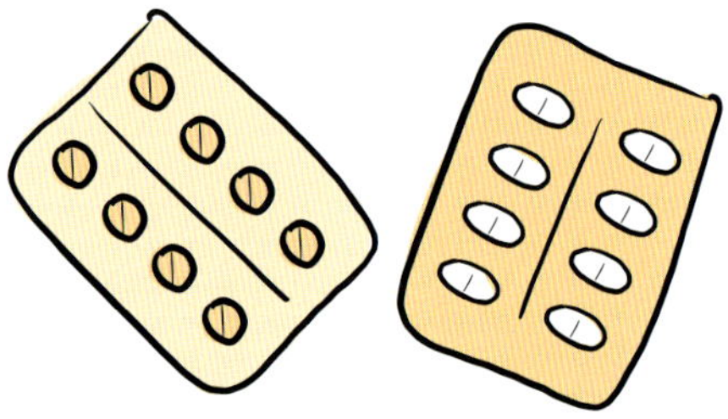

Vitamin-K-Antagonisten

z.B.:
- Warfarin (Coumadin®)
- Phenprocoumon (Marcoumar®)

Hemmen die Bildung Vitamin-K-abhängiger Faktoren II, VII, IX, und X (1972)
→ Überwachung durch INR-Wert

Direkte orale Antikoagulantien (DOAK's)

z.B.: **Direkte Thrombinhemmer IIa**
- Dabigatran (Pradaxa®)

Direkte Faktor Xa-Hemmer
- Rivaroxaban (Xarelto®)
- Apixaban (Eliquis®)
- Edoxaban (Lixiana®)

Faktor IIa: Thrombin
Katalysiert die Umwandlung von Fibrinogen → Fibrin

Faktor Xa:
Katalysiert die Umwandlung von Prothrombin → Thrombin

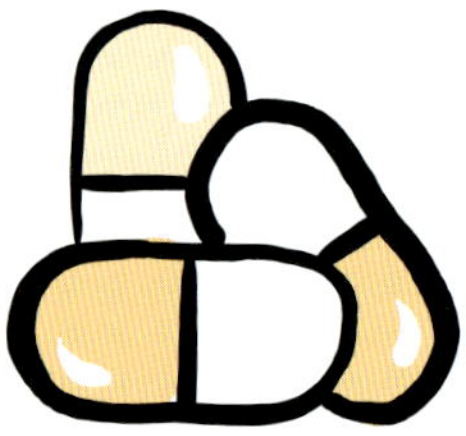

Thrombozytenaggregationshemmer

- Sekundärprävention Herzinfarkt
- Prävention nach Operationen
  z.B.: Stent-Implantationen
- Behandlung von akuten Koronarsyndromen

Salicylate

z.B.: • Acetylsalicylsäure (Aspirin®)
hemmt Cyclogenase (COX-1)

ADP-Rezeptorantagonisten

z.B.:
- Clopidogrel (Plavix®)
- Prasugrel (Effient®)
- Tricagrelor (Brillique®)

Glykoprotein-IIb/IIIa-Hemmer

z.B.: • Abciximab (ReoPro®)

Pharmakologie

ANTIRESORPTIVA

- Verlangsamen den Knochenumbau
- z. B. bei: Osteoporose, Knochenmetastasen und Multiplem Myelom

BISPHOSPHONATE

- Beeinflussen Knochenzellen

  Hemmung:
  - Differenzierung
  - Knochenadhäsion
  - Resorptionsfunktion

- Binden direkt an den Knochen
- z. B.: Zoledronat, Aledronat, Risedronat, Ibandronat

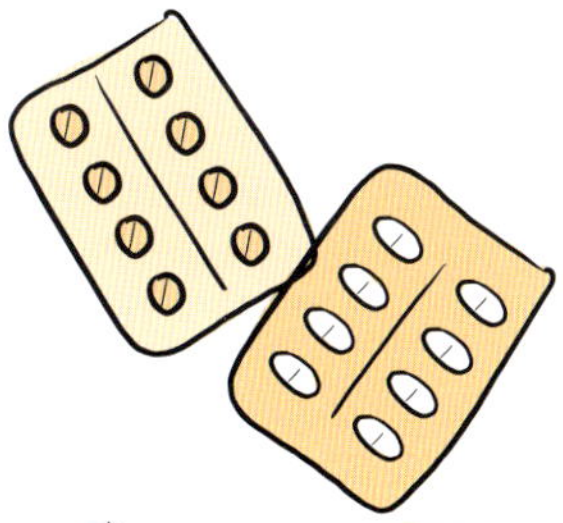

- Verabreichung: oral oder intravenös
- Halbwertszeit: Jahre

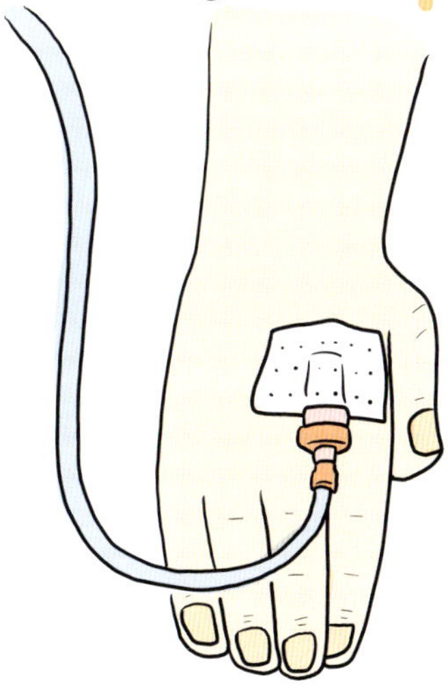

Antiangiogenetischer **EFFEKT**

DENOSUMAB

- Monoklonaler Antikörper
- RANK – Ligand-Inhibitor
- Verhindert Differenzierung der Osteoklasten
- z. B.: Prolia, Xgeva
- Verabreichung: subkutane Injektion
- Halbwertszeit: Monate

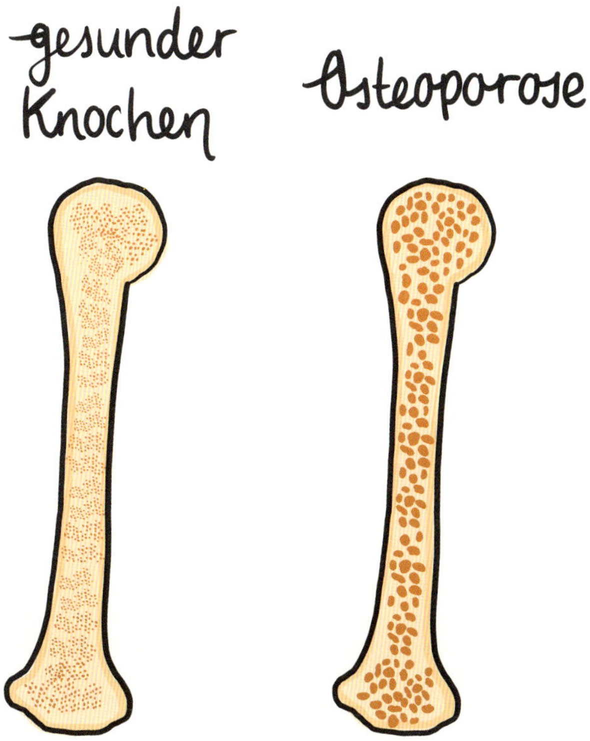

Nebenwirkungen:

Bisphosphonate & Denosumab

- Osteonekrose des Kiefers (ONJ) bei invasiver zahnärztlicher Therapie
- Verzögerte intraorale Wundheilung nach Zahnentfernung

PARODONTOLOGIE

GINGIVOPATHIEN

Klinisches Bild der Gingivitis:

- Rötung der Gingiva
- Schwellung der Gingiva
- Blutung:
  - beim Zähneputzen
  - bei Sulkussondierung

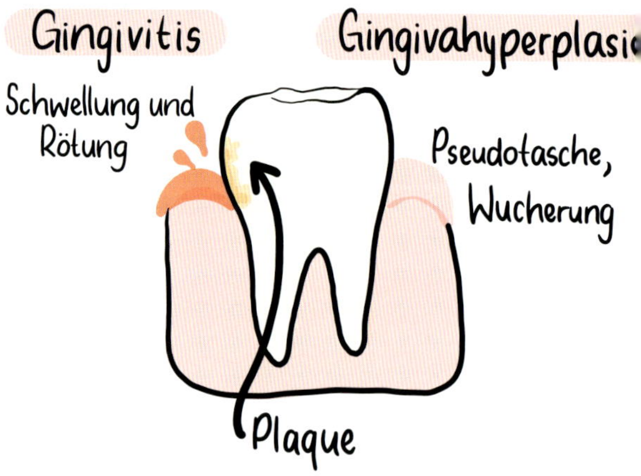

Systemisch verstärkte Gingivitis

z. B.:

- Pubertätsgingivitis
- Schwangerschaftsgingivitis
- Schlecht eingestellter Diabetes mellitus
- Bei Leukämie

Medikamentös verstärkte Gingivahyperplasie

z. B.:

- Antiepileptika
- Immunsuppressiva
- Kalziumantagonisten

Ätiopathogenesemodell nach Page und Kornman (1997)

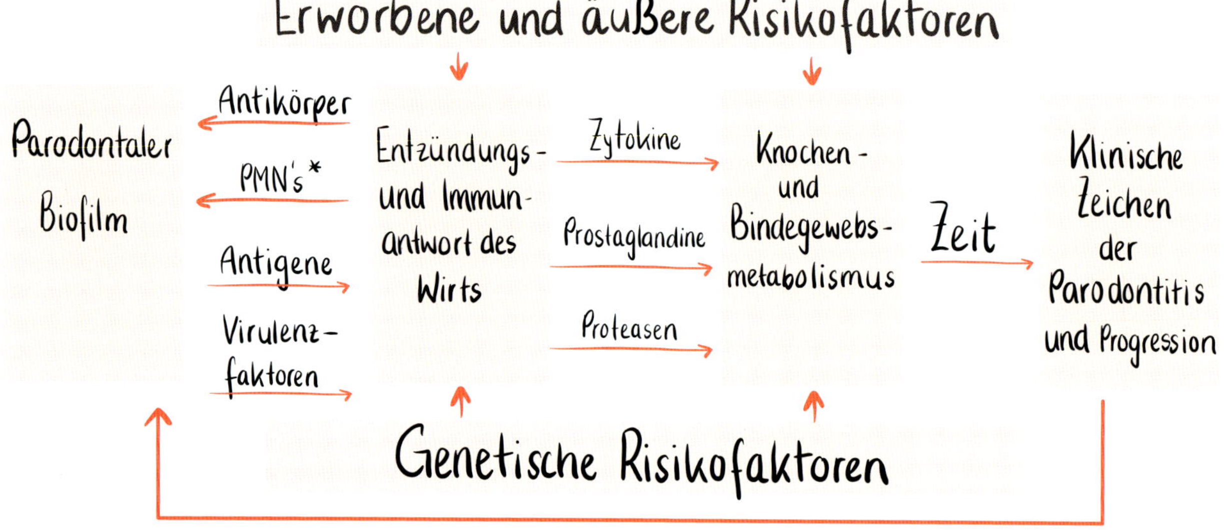

*Polymorphkernige Granulozyten

PARODONTOLOGIE

BEFUND

Plaque-Index (nach O'Leary 1972)

- Plaque anfärben
- Positive Flächen in Schema eintragen

Blutungsindex (nach Ainamo & Bay 1974)

- Mit Parosonde 0.5 mm entlang Sulkus fahren
- Blutung nach 10s. Ja / Nein

$$\text{Index} = \frac{\text{Anzahl positiver Flächen} \times 100}{\text{Anzahl Zähne} \times 6}$$

BAS: Blutung auf Sondieren

- Nachweis einer Entzündung
- Blutung nach 30 s.

Zahnbeweglichkeit (nach Miller 1938)

Grad I : 1mm in horizontaler Richtung
Grad II > 1mm in horizontaler Richtung
Grad III > 1mm in horizontaler und vertikaler Richtung

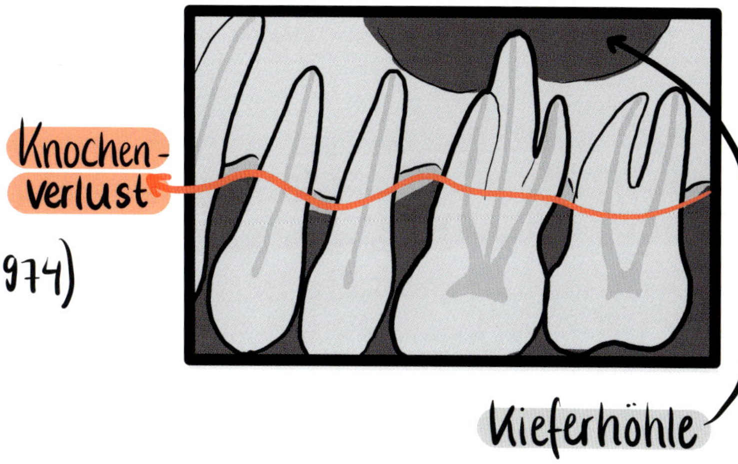

Furkationsdiagnostik

Grad 0	nicht detektierbar
Grad I	horizontaler AV ≤ 3mm
Grad II	horizontaler AV > 3mm und < 6mm
Grad II-III	horizontaler AV ≥ 6mm
Grad III	durchgängige Furkation

AV = Attachmentverlust

wo sondieren?

- OK-Molaren : mesial / distal / bukkal
- OK 1. Prämolar : mesial / distal
- UK-Molaren : bukkal / oral

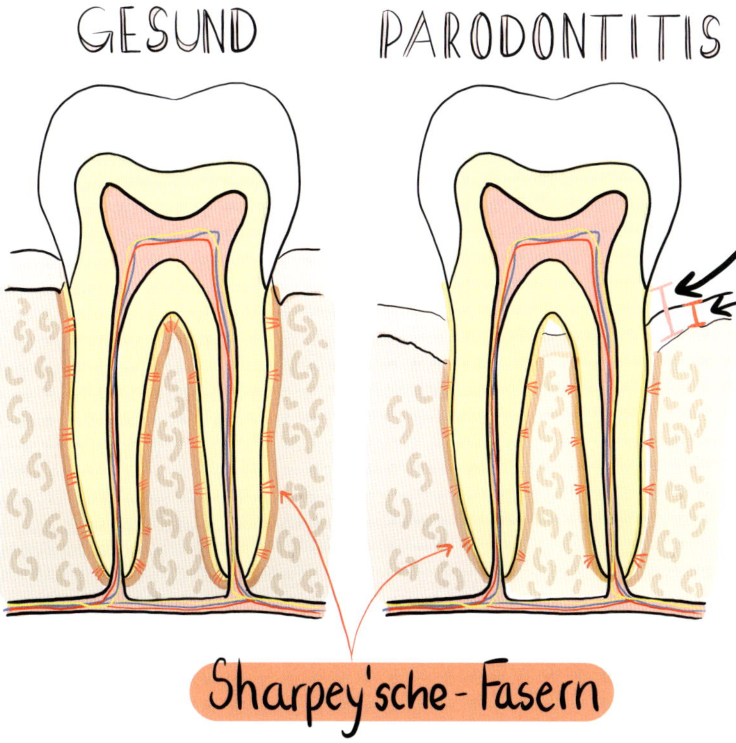

Sondierungskraft von 0.2 N (20g)

AL : Attachmentlevel

ST : Sondierungstiefe

(ST - AL) > 0 = Hyperplasie
(ST - AL) < 0 = Rezession

PARODONTOLOGIE

KLINIK

Ziele der Stufe-I-Therapie

MUNDHYGIENE

- Kontinuierliche Adhärenz und Motivation
- Verbesserung der häuslichen Mundhygiene
- Beginn Änderung Rauchverhalten
- ggf. Entfernung von lokalen Störfaktoren

→ Grundlage für späteren Therapie-Erfolg

Ziele der Stufe-II-Therapie

SUBGINGIVALES DEBRIDEMENT

- Reinigung und Glättung der subgingivalen Wurzeloberflächen

→ Ursachengerichtete Parodontitis-Therapie

→ Kerntherapie der Parodontitis-Therapie

Ziele der Stufe-III-Therapie

KORREKTIVE THERAPIE

- Re-Evaluation: Großer Parodontalbefund
- Chirurgische Elimination der Rest-Taschen
    - Resektion bei horizontalen Defekten
    - Regeneration bei vertikalen Defekten

Ziele der Stufe-IV-Therapie

UNTERSTÜTZENDE THERAPIE

- Unterstützende Parodontitis-Therapie
- Recall nach aktiver Therapie
- Update der Anamnese
- Beurteilung der häuslichen Mundhygiene
- Kontrolle der klinischen Parameter
- Nachinstruktion Mundhygiene und Risikofaktoren

UNIVERSAL scaler

Dreieckiger Querschnitt, spitzes Arbeitsende
Beidseitig scharf
Fazialfläche und terminaler Schaft: 90°

UNIVERSAL kürette

Abgerundetes Arbeitsende
Beidseitig scharf
Fazialfläche und terminaler Schaft: 90°

GRACEY KÜRETTEN

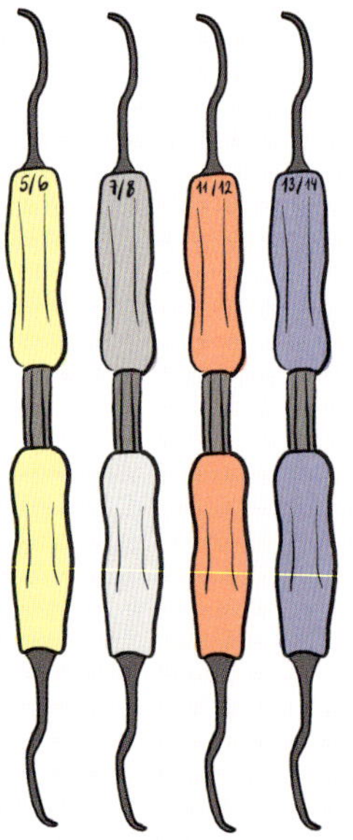

- Frontzähne alle Flächen
- Frontzähne oral / Seitenzähne bukkal/oral
- Seitenzähne mesial / Frontzähne mesial/distal
- Seitenzähne distal / Frontzähne mesial/distal

Abgerundetes Arbeitsende
Einseitig scharf
Fazialfläche und terminaler Schaft: 70°

Supragingival: Scaler
Subgingival: Küretten

HISTOLOGIE

SCHMELZKARIES

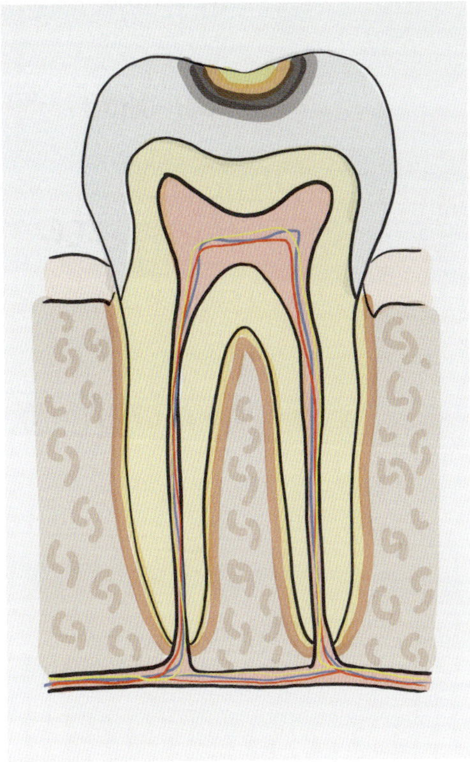

1. **Intakte Oberflächenschicht** 1-10 % Porenvolumen
   Äußere Schicht, weitgehend intakt und mineralisiert, Folge von Remineralisation
2. **Zentrum der Läsion** 5-25 % Porenvolumen
   Hauptbereich der Karies mit maximaler Porosität
3. **Dunkle Zone** 2-4 % Porenvolumen
   Folge von Remineralisation
4. **Transluzente Zone** 1 % Porenvolumen
   An das gesunde Dentin angrenzend, höhere Lichtdurchlässigkeit

DENTINKARIES

1. **Nekrose**
   Zerfallenes und erweichtes Dentin
2. **Penetration**
   Einwandern von Bakterien in Dentintubuli
3. **Demineralisation**
   Demineralisation durch mikrobielle Säuren
4. **„Dead Tracts"**
   Luftgefüllte Dentintubuli, erhöhte Permeabilität
5. **Sklerosierung**
   Verschluss der Dentintubuli
6. **Tertiärdentin**
   Reaktionsdentin

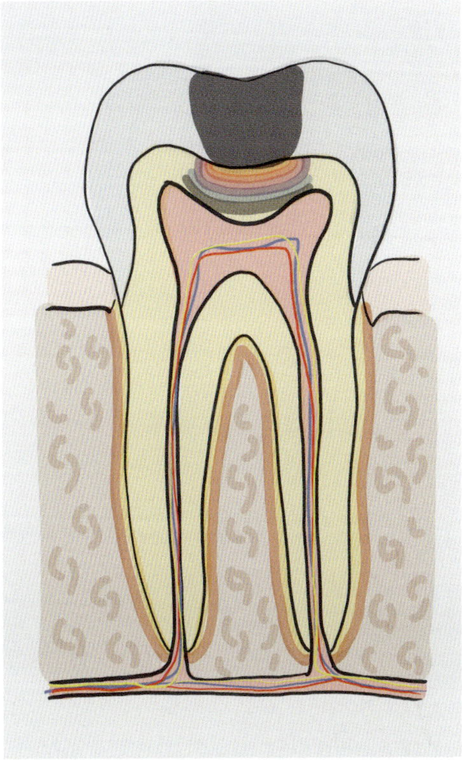

Kariologie

RADIOLOGISCHE DIAGNOSTIK

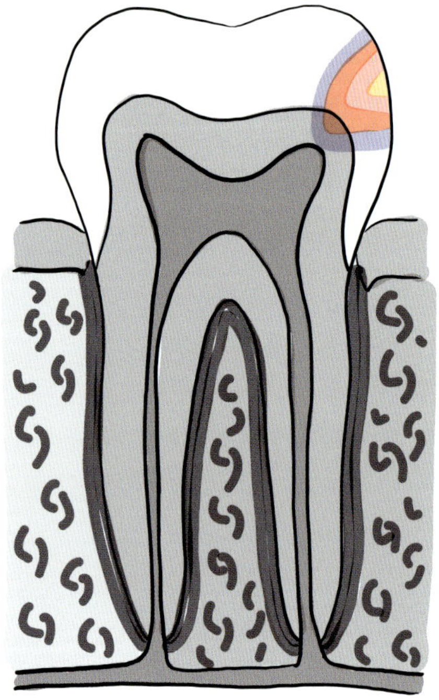

D0 Keine approximale Karies
D1 Radioluzenz in der äußeren Schmelzhälfte
D2 Radioluzenz bis zur inneren Schmelzhälfte
D3 Radioluzenz bis zur äußeren Dentinhälfte
D4 Radioluzenz bis zur inneren Dentinhälfte

(D = decayed)

Eine andere Einteilung:

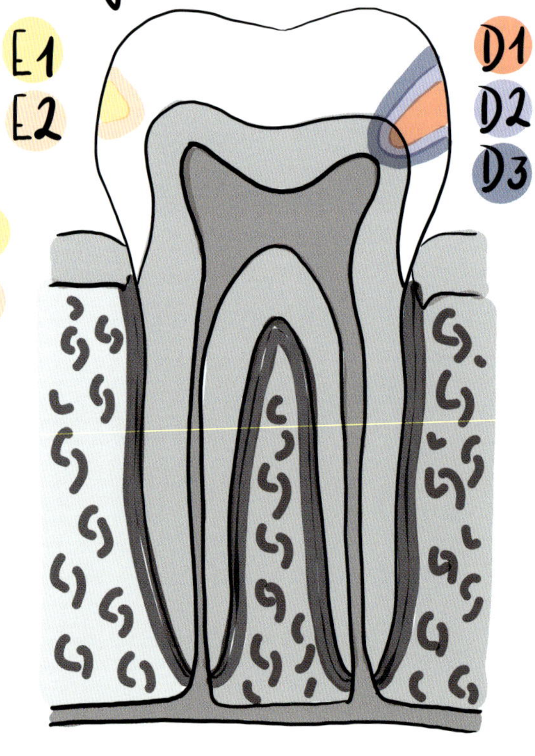

E0 Keine approximale Karies
E1 Radioluzenz in der äußeren Schmelzhälfte
E2 Radioluzenz bis zur inneren Schmelzhälfte
D1 Radioluzenz im äußeren Dentindrittel
D2 Radioluzenz im mittleren Dentindrittel
D3 Radioluzenz im inneren Dentindrittel

(E = Enamel
D = Dentin)

Reaktion Pulpa:

1) Verschluss Dentintubuli (Sklerosierung)
2) Tertiärdentinbildung
3) Pulpitis

WURZELKARIES

- Bei freiliegenden Zahnhälsen
- Meist langsame und flache Ausdehnung
- Histologisch wie Dentinkaries
- Häufig bei Personen über 60 Jahren

Kariologie

Füllungstherapie

1. Konditionierung mit Phosphorsäure

- Phosphorsäuregel (30-40%)
- Auf Schmelz immer empfehlenswert
- Anwendung auf Dentin abhängig vom Adhäsivsystem

2. Adhäsivsysteme

a. Etch-and-Rinse Adhäsivsysteme
  i. Phosphorsäurekonditionierung von Schmelz und Dentin
  ii. Typischerweise zwei Flaschen:
    1. Primer
    2. Adhäsiv

b. Self-Etch Adhäsivsysteme
  i. Phosphorsäurekonditionierung von Schmelz empfehlenswert
  ii. Typischerweise zwei Flaschen:
    1. Primer (selbstätzende Monomere)
    2. Adhäsiv

c. Universaladhäsive
  i. Phosphorsäurekonditionierung von Schmelz empfehlenswert
  ii. Phosphorsäurekonditionierung von Dentin optional
  iii. Nur eine Flasche

3. Komposite

a. Zahnfarbenes Füllungsmaterial
  i. Organische Monomer-Matrix
  ii. Anorganische Füllpartikel
  iii. Silane als Verbinder zwischen Matrix und Füllpartikeln
  iv. Zusätzliche Bestandteile für Lichtpolymerisation, Farbgebung und Röntgenkontrast

b. Leichte Schrumpfung bei Polymerisation
  i. Spezielle Schichttechnik notwendig
  ii. Vereinfachte Schichttechnik bei Bulk-Fill-Kompositen

Einteilung nach Black:

C-Faktor

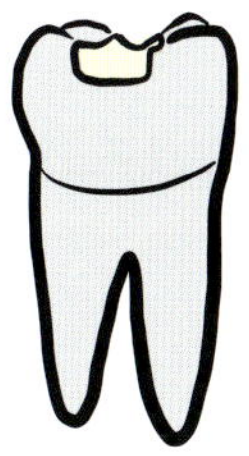

Klasse I

C-Faktor: $\frac{5}{1}$

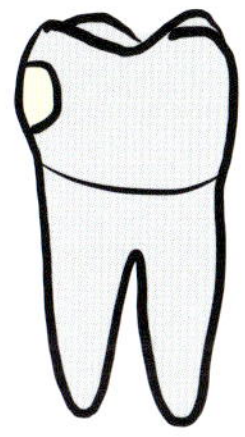

Klasse II

C-Faktor: $\frac{4}{2}$

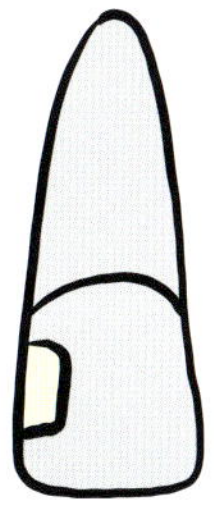

Klasse III

C-Faktor: $\frac{3}{3}$

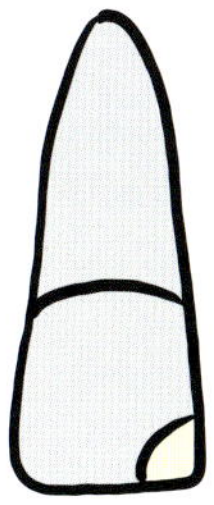

Klasse IV

C-Faktor: $\frac{2}{4}$

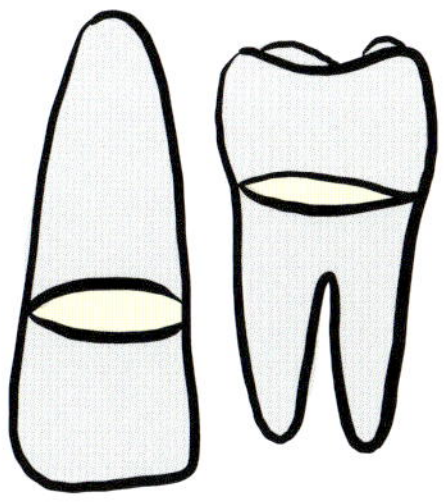

Klasse V

C-Faktor: $\frac{1}{3}$

C-Faktor: $\frac{\text{gebunde Oberfläche}}{\text{ungebunde Oberfläche}}$

ENDODONTOLOGIE

BASICS

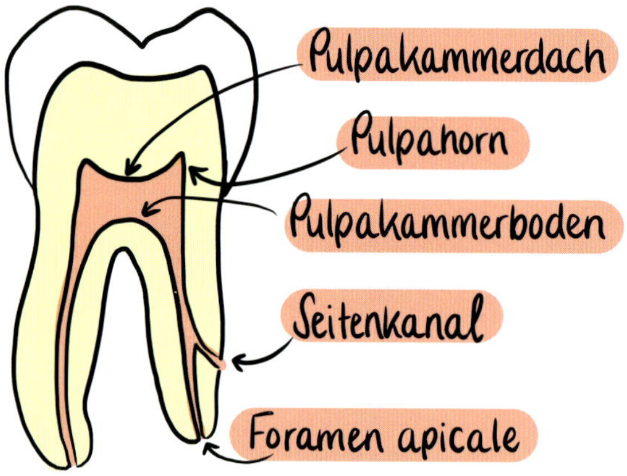

Wurzelkanalkonfiguration nach Weine (1989)

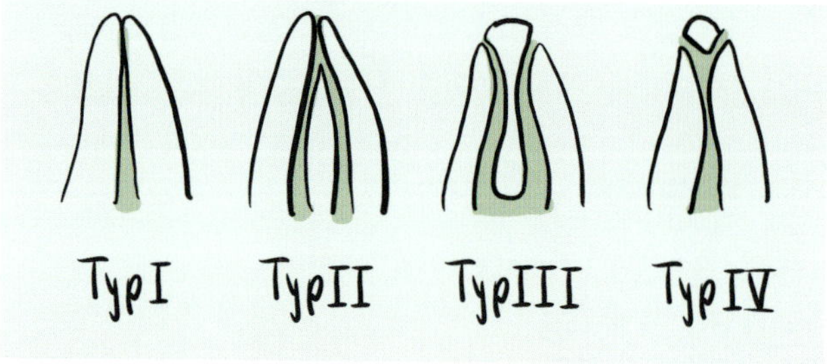

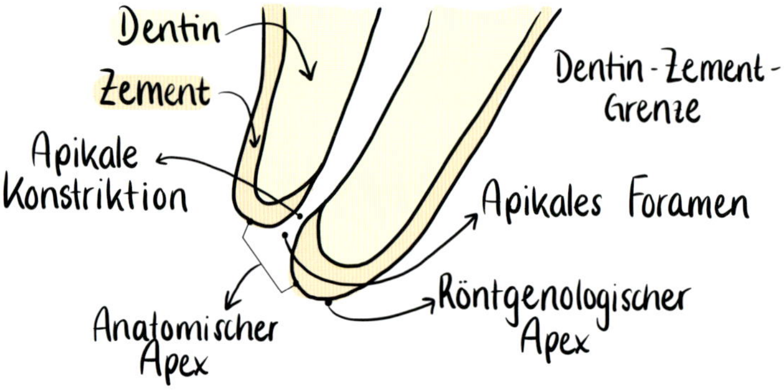

Indikation zur Wurzelkanalbehandlung

- Irreversibel geschädigte Pulpa
- Nekrotische Pulpa
- Intentionelle Devitalisation
- Präprothetische Maßnahme
- Wurzelamputation / Hemisektion

Wurzelkanalfüllung

GUTTAPERCHA

Biokompatibel, ab 59° plastisch

Zusammensetzung:
- 20 % Guttapercha
- 66 % Zinkoxid
- 11 % Kontraststoffe
- 3 % Wachse

SPÜLLÖSUNGEN

Natriumhypochlorit NaOCl (mind. 1 %)
löst organisches Gewebe auf

Ethylendiamintetraessigsäure EDTA (17 %)
Chelatbildner, löst anorganisches Gewebe auf

Chlorhexidin CHX (0.2–2 %)
gegen grampositive sowie gramnegative Bakterien + Pilze

ISO-Norm: Konizität 2 %

mit jedem Millimeter steigt der Durchmesser um 0.02 mm an.

d_2 = 16 mm vor Instrumentenspitze

→ $16 \times 0.02 = 0.32$
$d_2 = d_1 + 0.32$
$d_2 = 0.52$ mm

bei einer ISO 10 → d_1 = 0.10 mm
ISO 30 → d_1 = 0.30 mm
ISO 25 → d_1 = 0.25 mm ect.

K-Feile ISO 20

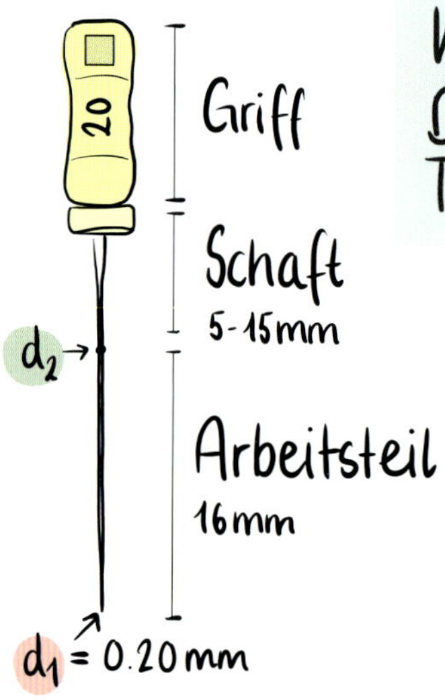

K-Feile □
Hedström-Feile ○
Reamer △

MEDIKAMENTÖSE Einlage

Kalziumhydroxid $Ca(OH)_2$

Demeclocyclin (Kortikosteroid) } Ledermix
Triamcinolonacetonid } Ledermix

FARBCODIERUNG

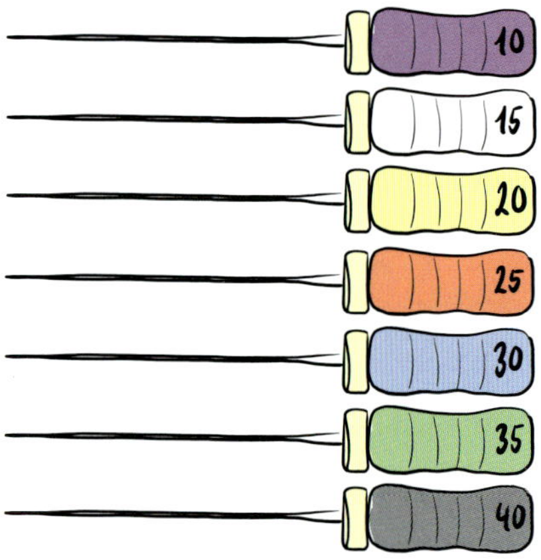

ENDODONTOLOGIE

ANATOMISCHE GRUNDLAGEN

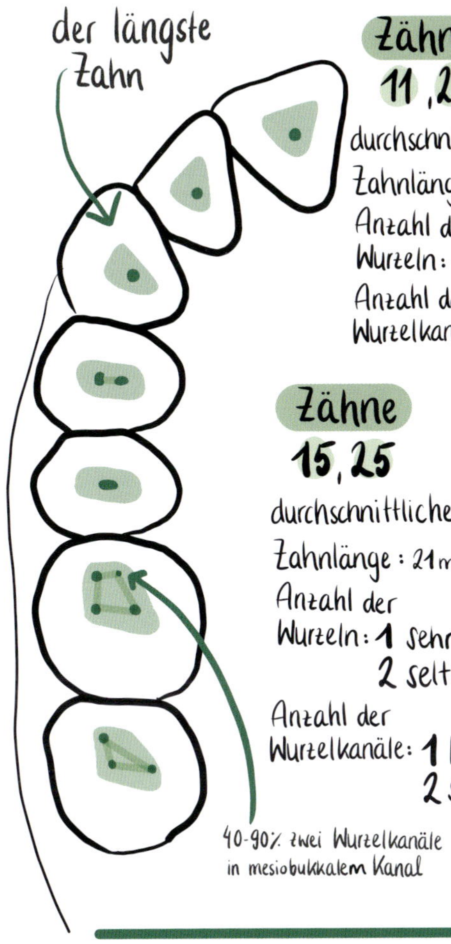

Zähne 11, 21
durchschnittliche Zahnlänge: 23 mm
Anzahl der Wurzeln: 1
Anzahl der Wurzelkanäle: 1

Zähne 12, 22
durchschnittliche Zahnlänge: 22 mm
Anzahl der Wurzeln: 1
Anzahl der Wurzelkanäle: 1

Zähne 13, 23
durchschnittliche Zahnlänge: 26 mm
Anzahl der Wurzeln: 1
Anzahl der Wurzelkanäle: 1

Zähne 14, 24
durchschnittliche Zahnlänge: 21 mm
Anzahl der Wurzeln: 2 häufig (60%)
1 weniger häufig (40%)
3 sehr selten (4%)
Anzahl der Wurzelkanäle: 2 sehr häufig
1 selten
3 sehr selten

Zähne 15, 25
durchschnittliche Zahnlänge: 21 mm
Anzahl der Wurzeln: 1 sehr häufig (90%)
2 selten
Anzahl der Wurzelkanäle: 1 häufig
2 selten (30%)

Zähne 16, 26
durchschnittliche Zahnlänge: 21 mm
Anzahl der Wurzeln: 3
Anzahl der Wurzelkanäle: 4 sehr häufig
3 häufig

Zähne 17, 27
durchschnittliche Zahnlänge: 21 mm
Anzahl der Wurzeln: 3 häufig
2 weniger häufig (20%)
Anzahl der Wurzelkanäle: 3 sehr häufig
4 weniger häufig

OBERKIEFER

UNTERKIEFER

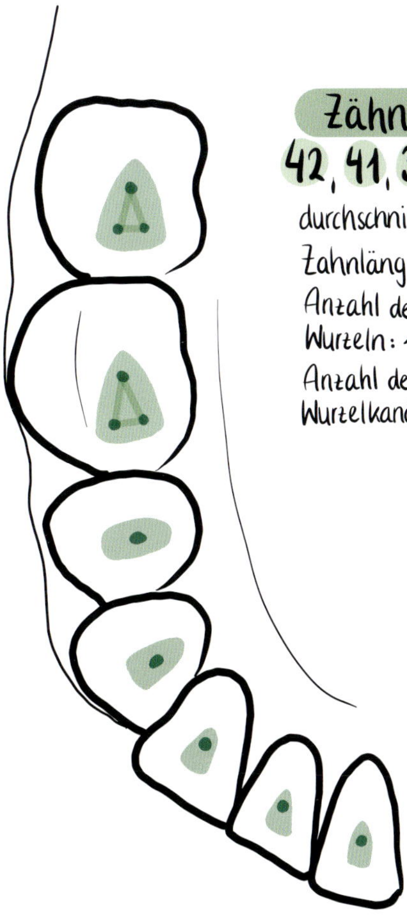

Zähne 42, 41, 31, 32
durchschnittliche Zahnlänge: 21 mm
Anzahl der Wurzeln: 1
Anzahl der Wurzelkanäle: 1 häufig
2 selten

Zähne 43, 33
durchschnittliche Zahnlänge: 24 mm
Anzahl der Wurzeln: 1 häufig
2 sehr selten (7%)
Anzahl der Wurzelkanäle: 1 häufig
2 selten

Zähne 45, 44, 34, 35
durchschnittliche Zahnlänge: 21,5 mm
Anzahl der Wurzeln: 1 sehr häufig
2 selten
Anzahl der Wurzelkanäle: 1 häufig
2 selten

Zähne 46, 36
durchschnittliche Zahnlänge: 21 mm
Anzahl der Wurzeln: 2 sehr häufig
3 selten
Anzahl der Wurzelkanäle: 3 häufig
2 selten
4 selten

Zähne 47, 37
durchschnittliche Zahnlänge: 21 mm
Anzahl der Wurzeln: 2 sehr häufig
1 selten
3 sehr selten
Anzahl der Wurzelkanäle: 3 häufig
2 selten

ORALCHIRURGIE

AUSBREITUNGSGEBIETE LOKALANÄSTHESIE

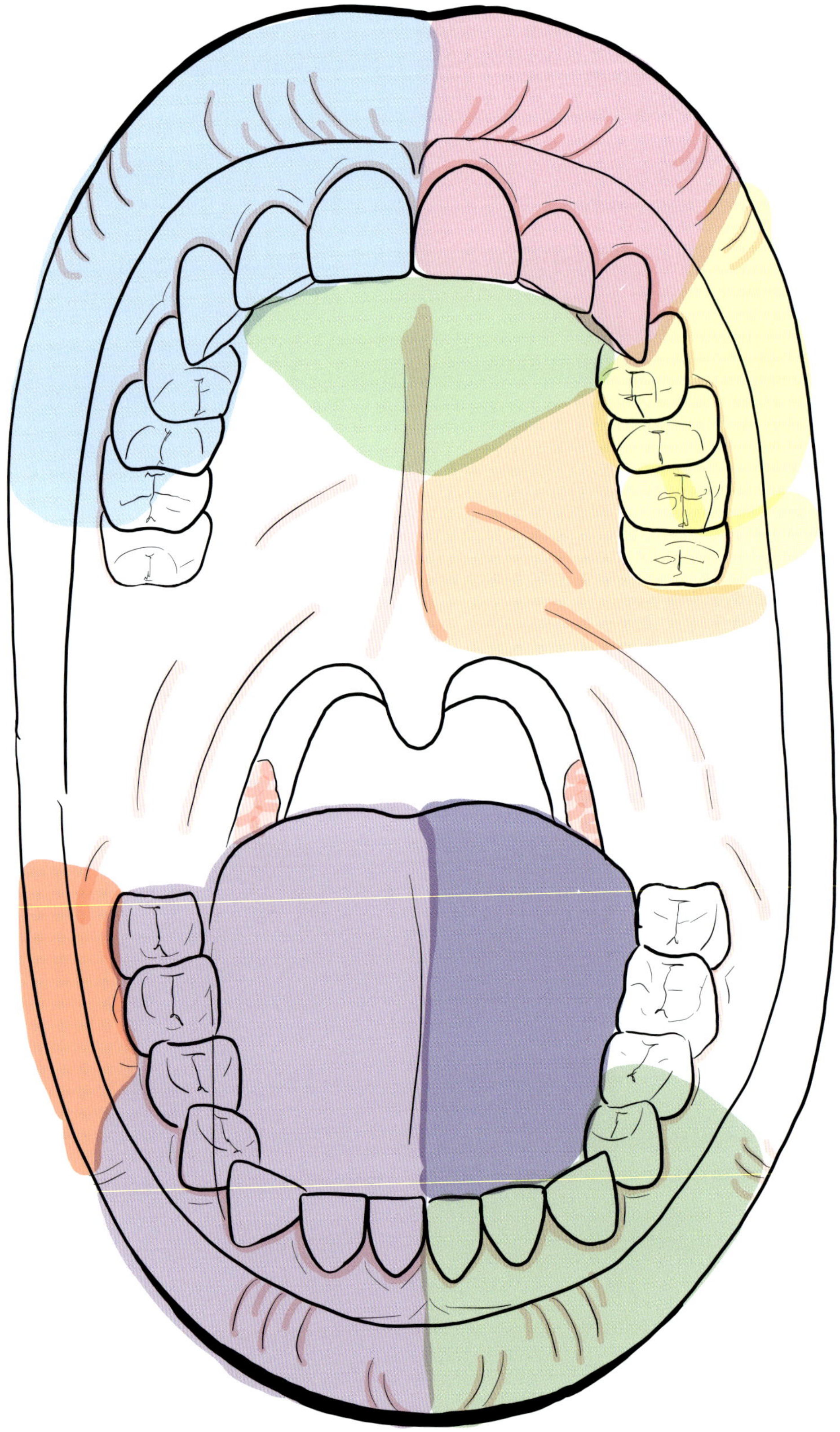

N. alveolaris superior anterior

N. nasopalatinus

N. alveolaris superior medius

N. alveolaris superior posterior

N. infraorbitalis

N. palatinus major

N. alveolaris inferior

N. buccalis

N. mentalis

N. lingualis

Grundsätzlich gilt: Aspiration vor Applikation

ORALCHIRURGIE

LOKALANÄSTHETIKA

ARTICAIN

schnelle Wirkung
mittellange Wirkungsdauer
geringe Toxizität

z.B:

Ultracain:
4%, häufig kombiniert mit Adrenalin (1:200'000 oder 1:100'000)

LIDOCAIN

schnelle Wirkung
mittellange Wirkungsdauer
moderate Toxizität

z.B:

2%, häufig kombiniert mit Adrenalin (1:100'000)

MEPIVACAIN

vasokonstriktorische Eigenwirkung
schnelle Wirkung
mittellange Wirkungsdauer
moderate Toxizität

z.B:

3%, ohne Vasokonstriktor
2%, mit Adrenalin

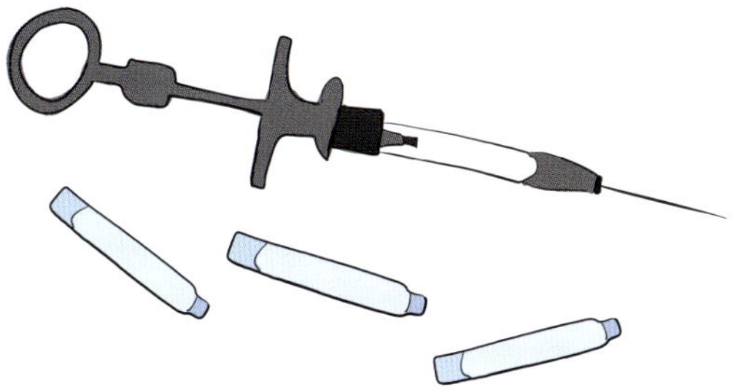

BUPIVACAIN

langsame Wirkung
lange Wirkungsdauer
hohe Toxizität

z.B:

0,25%, 0,5%, 0,75%
manchmal kombiniert mit Adrenalin (1:200'000)

NÄHTE

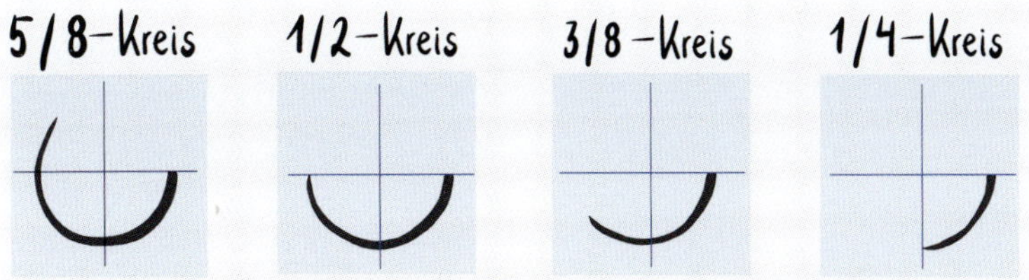

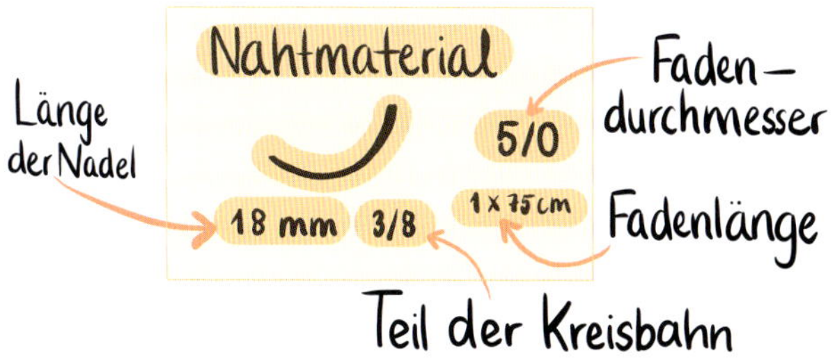

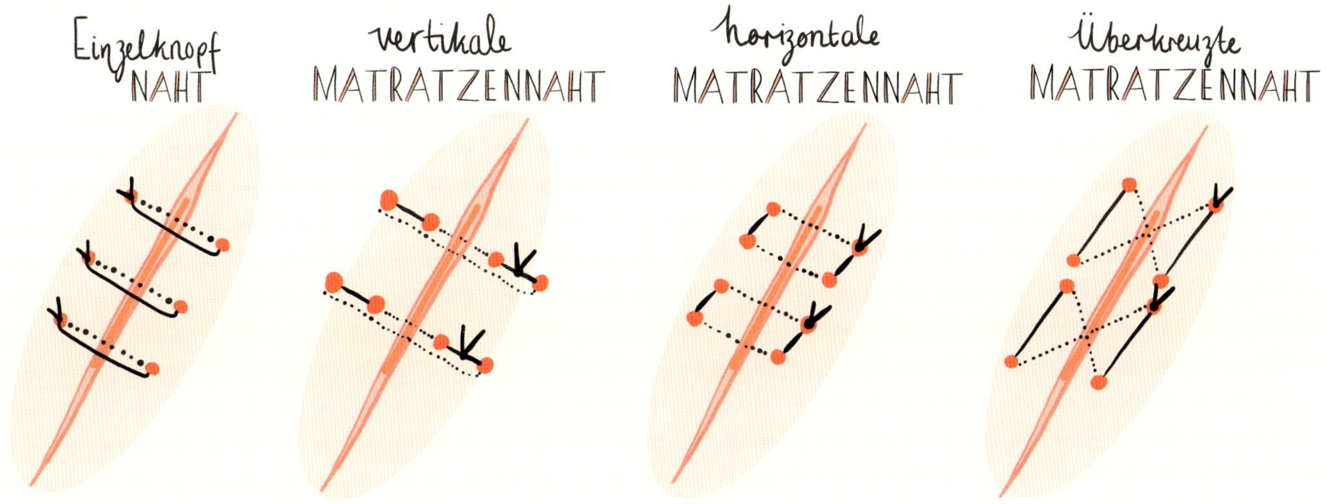

ORALCHIRURGIE

INSTRUMENTARIUM

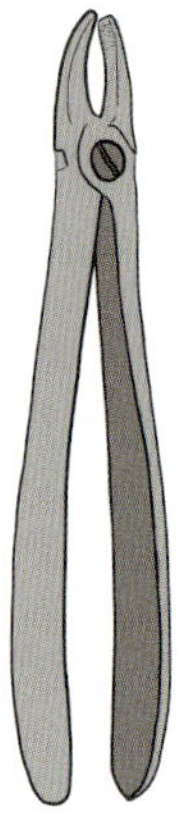

OBERKIEFER FRONTZAHN ZANGE

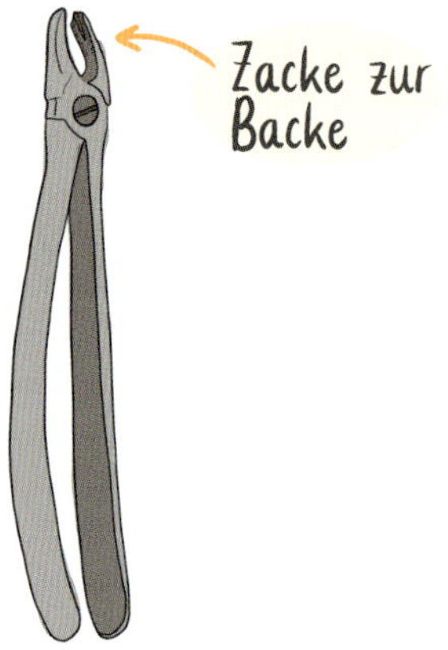

OBERKIEFER MOLAREN ZANGE

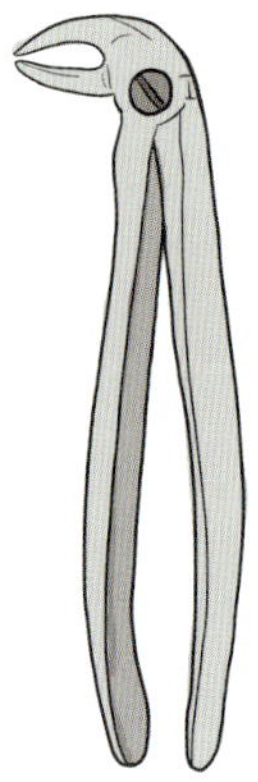

UNTERKIEFER FRONTZAHN ZANGE

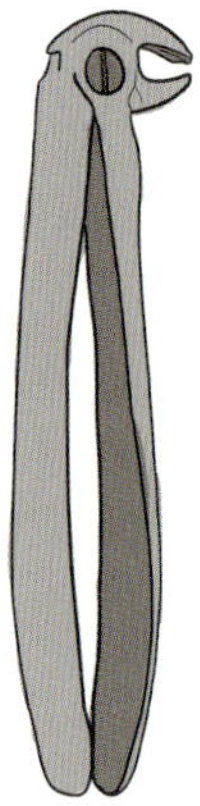

UNTERKIEFER MOLAREN ZANGE

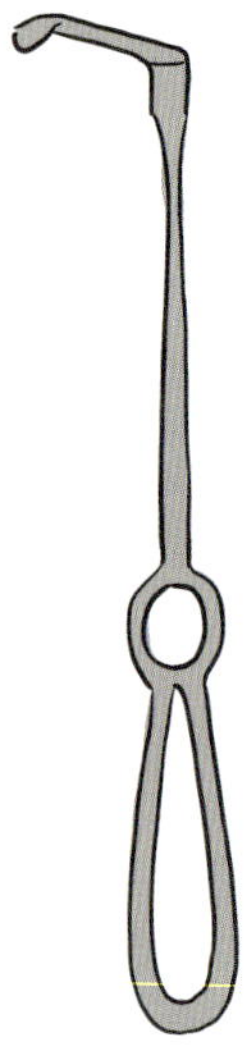

LANGENBECK HAKEN

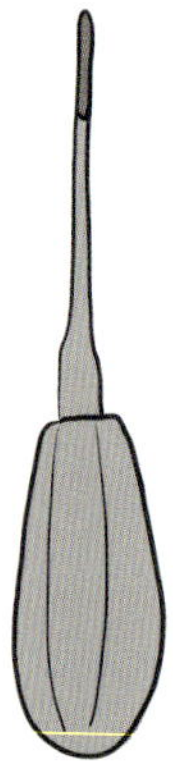

HEBEL NACH BEIN

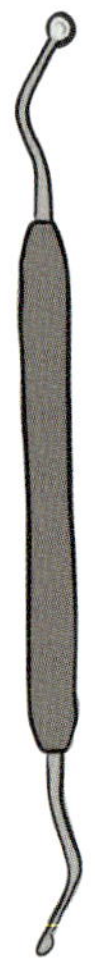

SCHARFER LÖFFEL

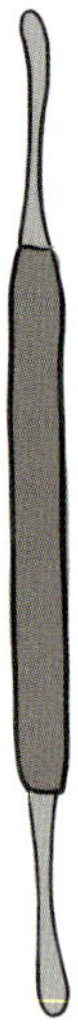

RASPATORIUM

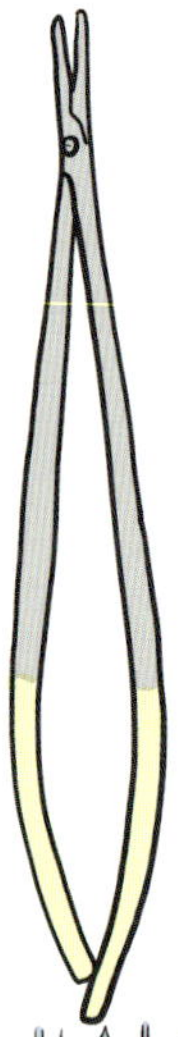

NADELHALTER

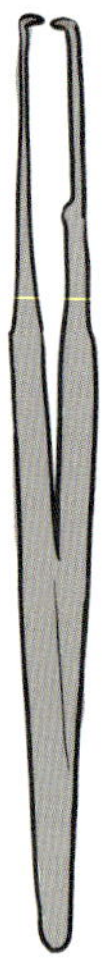

CHIRURGISCHE PINZETTE

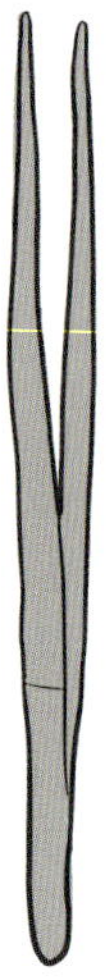

ANATOMISCHE PINZETTE

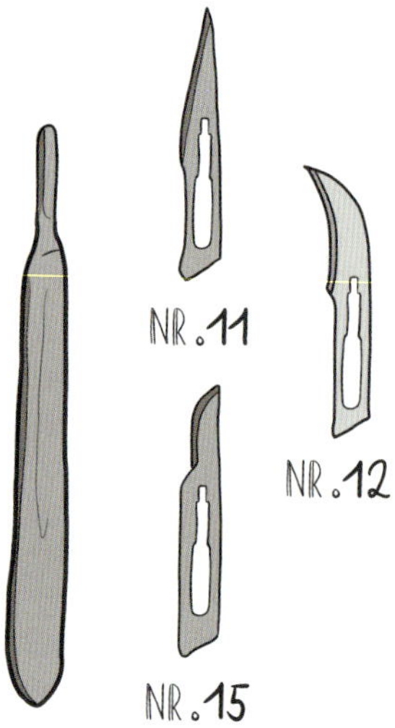

SKALPELL

ORALCHIRURGIE

WUNDHEILUNG

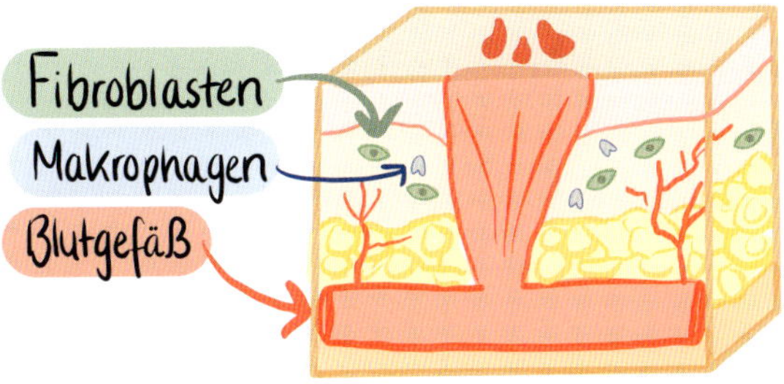

1 Exsudativ (Tag 1-5)

- Erster Wundverschluss
- Schutz vor Mikroorganismen
- Koagulum und Fibrinausfällung
- Leukozytenimmigration
- Wundödem

2 Resorptiv

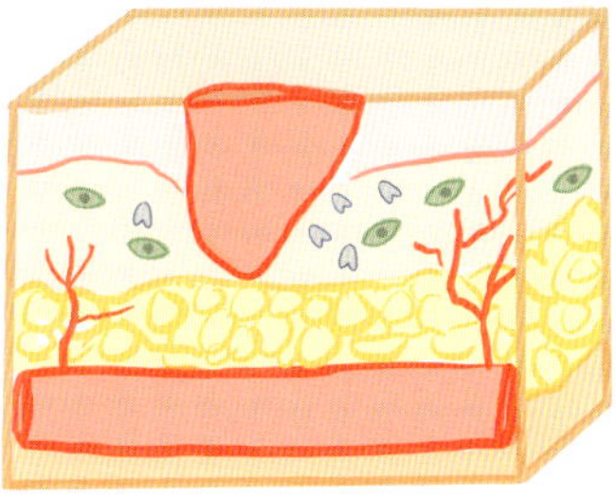

- Wundreinigung
- Beseitigung nekrotischer Gewebsanteile

3 Proliferativ (Tag 2-10)

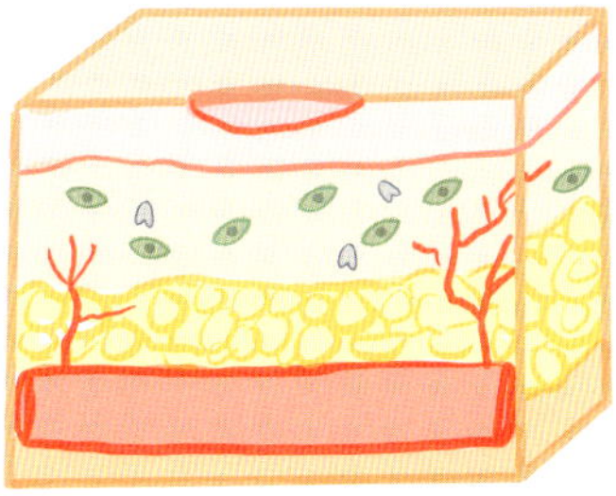

- Bildung Granulationsgewebe
- Einsprossung Kapillaren
- Reepithelialisierung

4 Reparativ (Wochen)

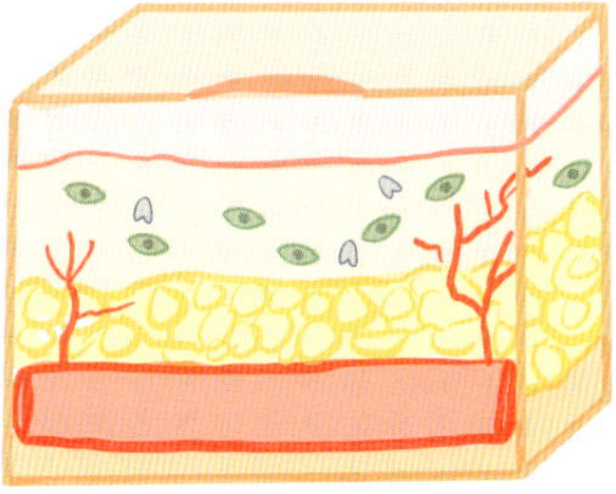

- Reorganisation
- Bildung Bindegewebe
- Abnahme Zellinfiltrat
- Entstehung Narbengewebe

WUNDHEILUNG ALVEOLE

1. Tag: Koagulum → Leukozytenwall

3. Tag: Granulationsgewebe

7. Tag: Bindegewebe

20. Tag: Beginn Knochenneubildung

40. Tag: Unreifer Knochen

2-3 Monate: Knochen reift vollständig und Trabekelbildung

4. Monat: Reifung Knochen abgeschlossen

ORALCHIRURGIE

PRIMÄRVERSORGUNG ZAHNTRAUMA

5 Gewebe können potentiell verletzt sein

- Mundschleimhaut
- Alveolarknochen
- Parodont
- Pulpa
- Zahnhartsubstanzen

Kronenfraktur ohne Pulpabeteiligung
Kronenfraktur mit Pulpabeteiligung
Kronen-Wurzelfraktur
Wurzelfraktur
Konkussion
Lockerung
Laterale Dislokation
Extrusion
Intrusion
Avulsion

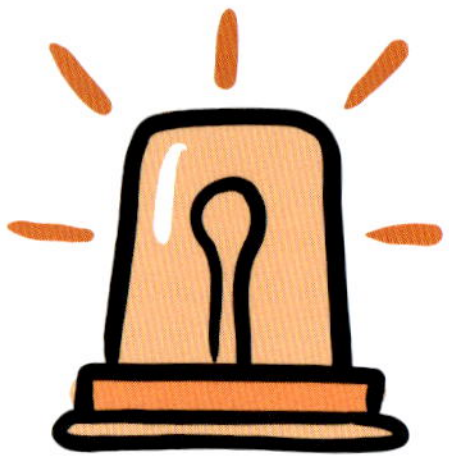

Primärdiagnostik

- Ausschluss Schädelhirntrauma
- Ausschluss Alveolarfortsatzfraktur
- Ausschluss Unterkiefer- und Mittelgesichtsfrakturen
- Ausschluss Nicht-odontogene Verletzungen
- Tetanus-Impfschutz überprüfen
- Fotodokumentation
- Unfallformular ausfüllen

Klinische Untersuchung

Diagnostik:

- Weichgewebe
- Zahnlockerungen
- Dislokationen
- Kontrolle der Okklusion

Günstige extraorale Lagerung

— nach Avulsion —

- Sofortreplantation am Unfallort
- Zahnrettungsbox
- Frischhaltefolie
- Kalte H-Milch

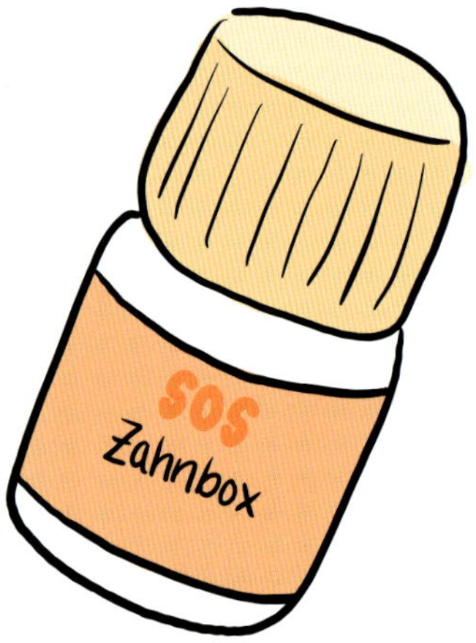

Kronenfraktur ohne Pulpabeteiligung

- Abdecken der Dentinwunde mit Kalziumhydroxidzement
- Zahnfragment: Lagerung in Wasser
- Zeitnahe Weiterversorgung in die Wege leiten

- Adhäsiver Dentinwundverband, falls Zahnfragment nicht vorhanden
- Weiterversorgung in die Wege leiten
- Definitiver Kompositaufbau
- Wiederbefestigung des Zahnfragments, sofern nicht ausgetrocknet

Muss

Soll

Kann

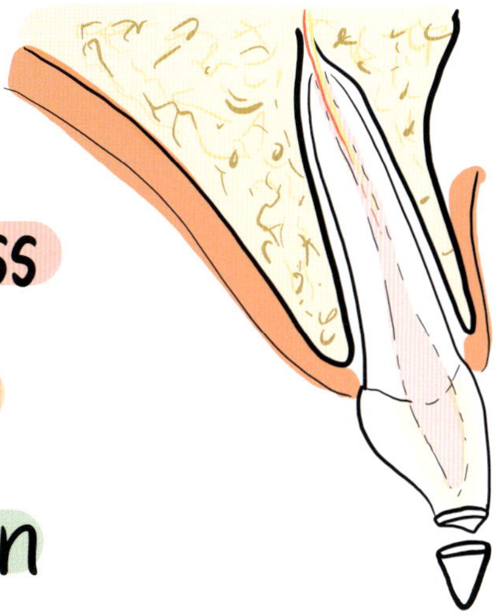

Kronenfraktur mit Pulpabeteiligung

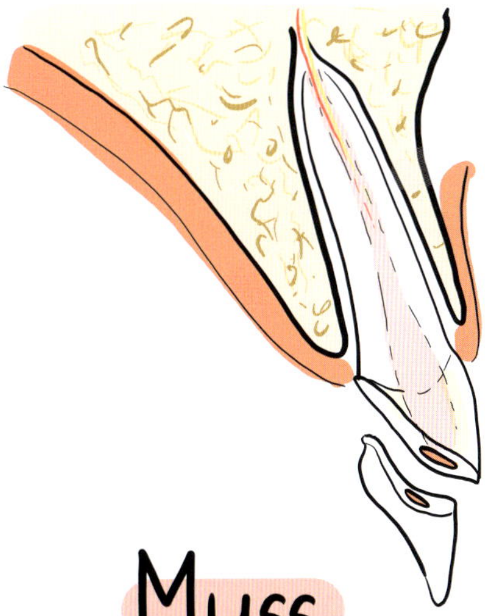

- Abdecken der Pulpa-Dentin-Wunde mit Kalziumhydroxidzement
- Zahnfragment: Lagerung in Wasser
- Zeitnahe Weiterversorgung in die Wege leiten

- Abdecken der Pulpa mit Kalziumhydroxidzement + Adhäsiver Dentinwundverband
- Zeitnahe Weiterversorgung in die Wege leiten

- Sofortige partielle Pulpotomie + adhäsive Restauration

Muss

Soll

Kann

Kronen-Wurzelfraktur

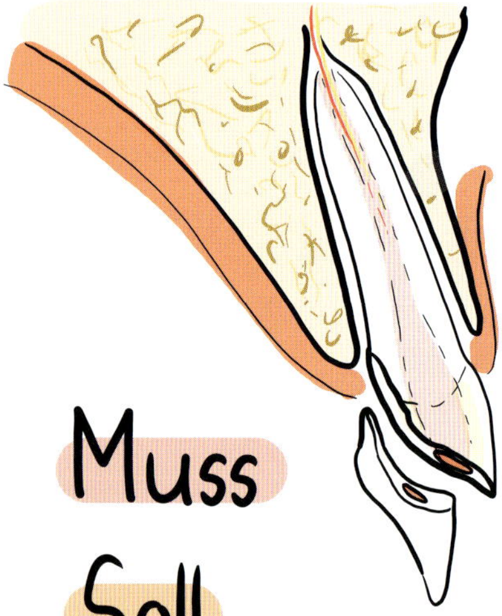

Muss

- Adhäsives Befestigen des gelockerten Fragments
- Zeitnahe Weiterversorgung in die Wege leiten

Soll

- Entfernung des gelockerten Fragments, Beurteilung des Frakturverlaufs
- Abdecken der Pulpa mit Kalziumhydroxidzement + Adhäsiver Dentinwundverband
- Zeitnahe Weiterversorgung in die Wege leiten

Kann

- Sofortige partielle Pulpotomie + adhäsive Restauration

Wurzelfraktur

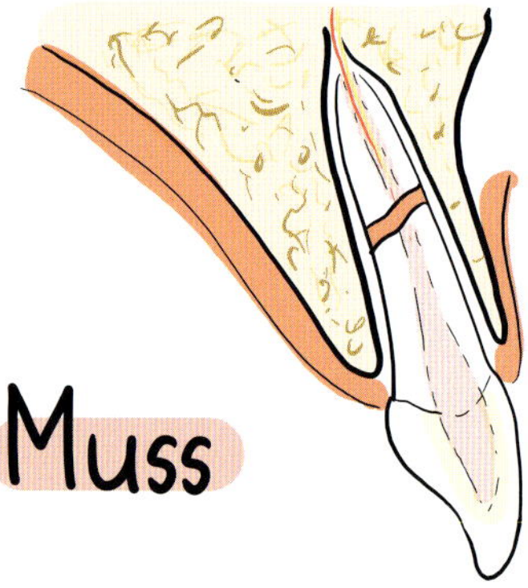

Muss

- Korrekte Reposition des koronalen Fragments und Schienung
- Zeitnahe Weiterversorgung in die Wege leiten

Konkussion

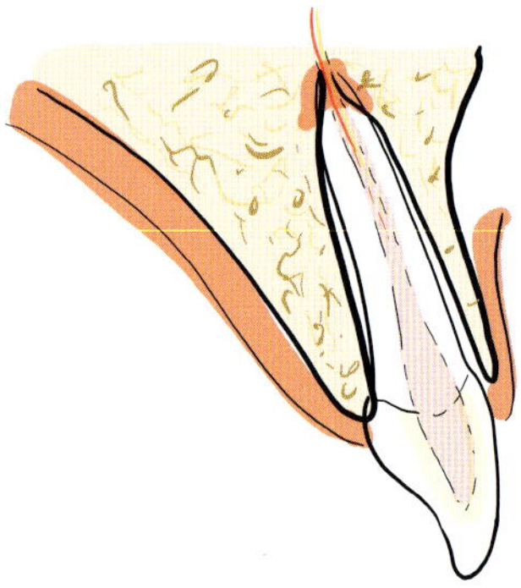

Kann

- Flexible Schienung
- Weiterversorgung in die Wege leiten

Lockerung

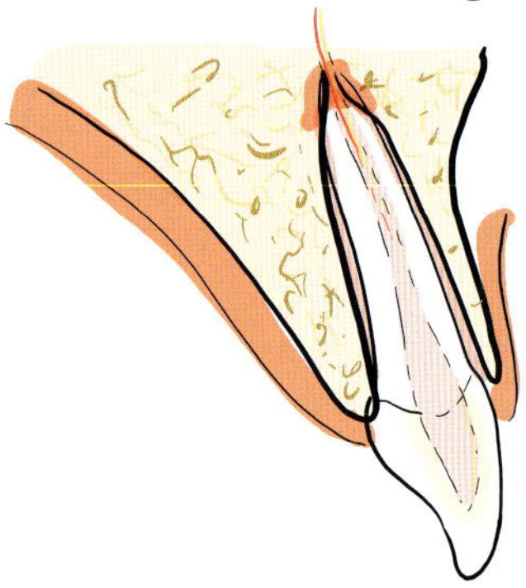

Soll

- Flexible Schienung
- Weiterversorgung in die Wege leiten

Laterale Dislokation

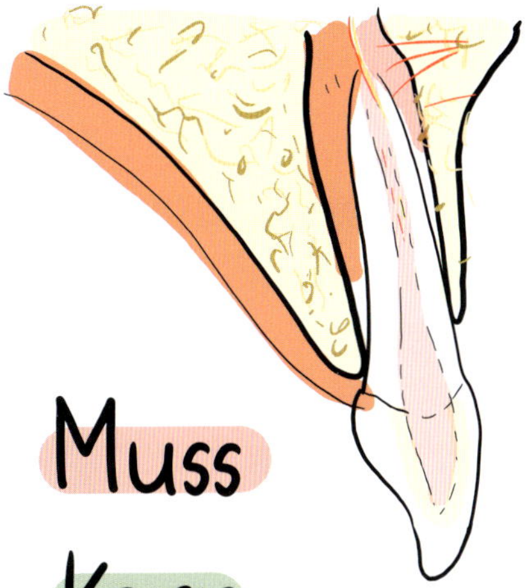

- Korrekte Reposition und Schienung
- Zeitnahe Weiterversorgung in die Wege leiten

- Bei Pulpaabriss nach Abschluss des Wurzelwachstums: Trepanation, Pulpaexstirpation und Einlage

Muss

Kann

Pulpaabriss nach Abschluss des Wurzelwachstums:
ab ca. 1mm Dislokation

Extrusion

- Korrekte Reposition und Schienung
- Zeitnahe Weiterversorgung in die Wege leiten

- Bei Pulpaabriss nach Abschluss des Wurzelwachstums: Trepanation, Pulpaexstirpation und Einlage

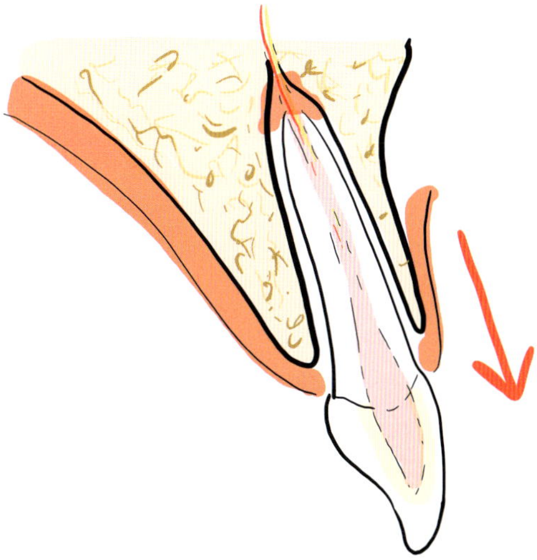

Intrusion

- Nur dann keine sofortige Therapie, wenn man sich das selbst nicht zutraut
- Zeitnahe Weiterversorgung in die Wege leiten (innerhalb der nächsten paar Stunden)

- Sofortige chirurgische Reposition und Schienung
- Orale Antibiotikagabe über 7 Tage
- Zeitnahe Weiterversorgung in die Wege leiten

- Bei erheblichen Intrusionen antiresorptive Therapie durch Entfernung und Zwischenlagerung in Zahnrettungsbox, Replantation ggf. mit Emdogain

- Bei Pulpaabriss
  Trepanation, Pulpaexstirpation und Einlage

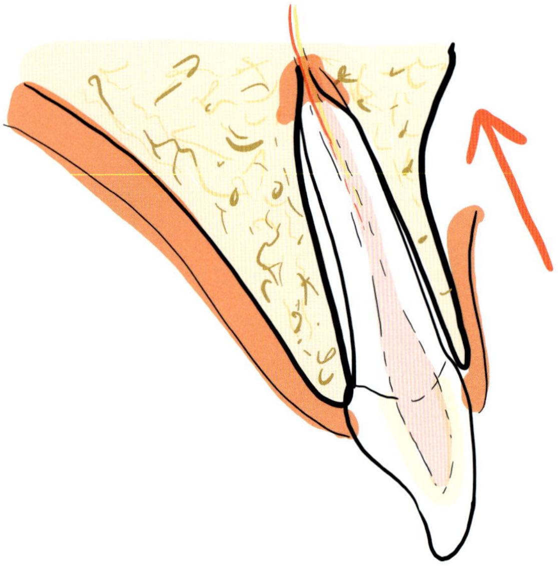

Muss

Soll

Kann

Avulsion (bei günstiger extraoraler Lagerung)

- Lagerung des Zahns in Zahnrettungsbox
- Zeitnahe Weiterversorgung in die Wege leiten (innerhalb der nächsten paar Stunden)

- Lagerung des Zahns in Zahnrettungsbox
- Korrekte Replantation und Schienung
- Orale Antibiotikagabe über 7 Tage
- Zeitnahe Weiterversorgung in die Wege leiten
- Trepanation bei wurzelreifem Zahn

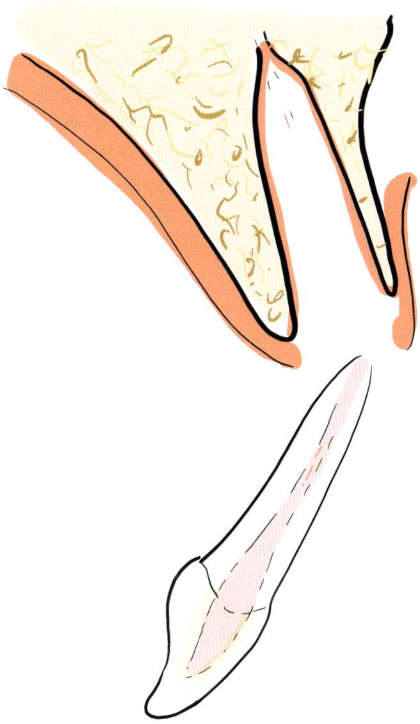

- Lagerung des Zahns in Zahnrettungsbox
- Korrekte Replantation und Schienung
- Orale Antibiotikagabe über 7 Tage
- Zeitnahe Weiterversorgung in die Wege leiten
- Wurzelkanalbehandlung bei wurzelreifem Zahn

Avulsion (bei ungünstiger extraoraler Lagerung)

Muss

Soll

Kann

- Lagerung des Zahns in Fluoridlösung
- Korrekte Replantation und Schienung

- Extraorale Wurzelkanalfüllung
- Lagerung des Zahns in Fluoridlösung
- Korrekte Replantation und Schienung

Oralchirurgie

Odontogene Infektionen

Odontogene Infektionen im Weichgewebe

Submuköser Abszess

- Vestibulär
- Fistelbildung

Fossa canina-Abszess

- Im Bereich der Fossa canina, einer anatomischen Vertiefung oberhalb des oberen Eckzahns

Subperiostaler Abszess

Palatinaler Abszess

Häufigste Infektionen mit Ausbreitung:

Perimandibulärer Abszess

- Unterkieferrand nicht mehr tastbar

Submandibulärer Abszess und submentaler Abszess

- Unterkieferrand tastbar

Paramandibulärer Abszess

- Unterkieferrand tastbar

Therapie

- Antibiotikatherapie
- Chirurgische Inzision
- Beseitigung der Infektionsursache (z.B Wurzelkanalbehandlung oder Zahnextraktion)

Zeichen der Ausbreitung:

- Extraorale Schwellung
- Schluckbeschwerden
- Klossige Sprache
- Atemnot
- Kieferklemme

Odontogene Infektionen in der Kieferhöhle

- Periapikale Infektionen
- Fremdkörper (z.B. überstopftes Wurzelfüllmaterial)
- Mund-Antrum-Verbindung (MAV): Pathologische Verbindung zwischen Mundhöhle und Kieferhöhle z.B. nach einer Zahnextraktion

Odontogene Infektionen im Kieferknochen

- Alveolitis/Ostitis
  z.B. nach einer Zahnentfernung
  Starke Schmerzen
  Meist paar Tage postoperativ
- Osteomyelitis
  Tiefergehende Knocheninfektion
  Chronische Form: Sequesterbildung
  Risikofaktoren: Schlechte Mundhygiene, Immunsuppression, Radiotherapie, Antiresorptiva

ORALCHIRURGIE

ODONTOGENE ZYSTEN

- Hohlraum mit Flüssigkeit
- Im Knochen oder Weichteilen
- Abgegrenzt durch Zystenwand / Kapsel
- Echte Zyste : Epithelauskleidung
- Pseudozyste : Keine Epithelauskleidung
- Hystologische Sicherung der Diagnose

Klinik :

- Verdrängung der Zähne
- Osteolyse
- Schwellung
- Druck auf Nervenstrukturen

OPT : Scharfbegrenzte rundliche Aufhellung

Epithelial
⇩
Odontogene Zysten

↙ Entwicklungs-bedingt z.B. :
- Keratozyste
- Follikuläre Zyste

↘ Entzündlich-bedingt z.B. :
- Residualzyste
- Radikuläre Zyste

Keratozyste

- Dritthäufigste Zyste
- Aus Epithelien der Zahnleiste
- Häufiger im Unterkiefer
- Aggressives Wachstum
- Hohe Rezidivrate

Therapie

Zystosomie Partsch I

Fensterung der Zystenwand und partielle Entfernung des Zystenbalgs

Zystektomie Partsch II

Entfernung des gesamten Zystenbalgs

Radikuläre Zyste

- Häufigste Zyste
- Aus parodontalen Epithelresten (Malassez-Epithelresten)
- Pulpanekrose

Follikuläre Zyste

- Zweithäufigste Zyste
- Häufiger im Unterkiefer
- Befindet sich im Bereich der Schmelz-Zement-Grenze eines nicht durchgebrochenen Zahnes

Residualzyste

Aus Epithelzellen nach z.B :
- Operationen
- Belassen des Zahnsäckchens

ORALCHIRURGIE

IMPLANTOLOGIE

Tissue-Level Bone-Level

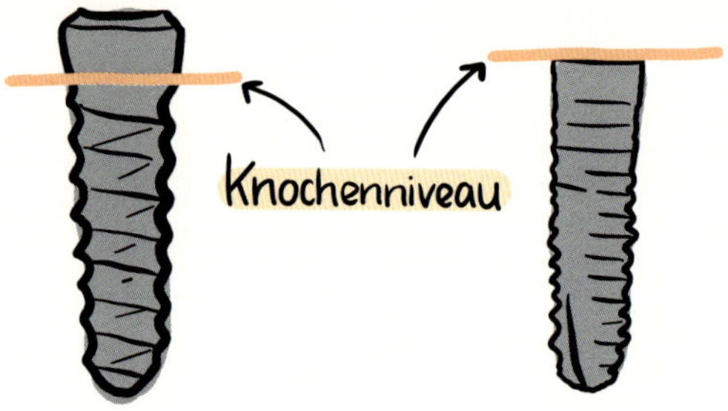

Material: Reintitan (Grad 4)
Alternative:
- Aluminiumoxid
- Zirkonoxid
- Polyetheretherketon (PEEK)

mind. 3mm Abstand
Implantat - Implantat

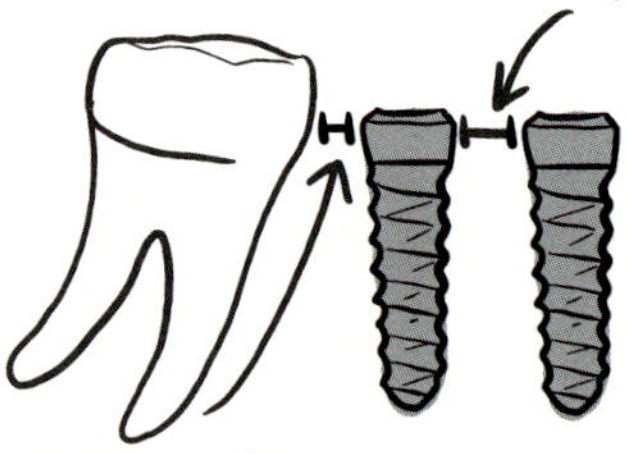

mind. 1.5mm Abstand
Implantat - Zahn

Osseointegration

Dichte Anlagerung und Verbindung Knochen mit Implantat
Voraussetzung:
- Passgenauer Fremdkörper
- Kühlung während Bohrung
- Primärstabilität
- Ruhigstellung in der Einheilungsphase

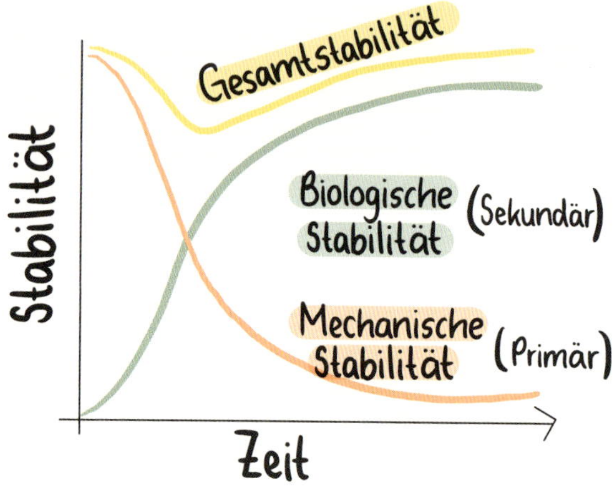

Mechanische Stabilität (Primär)

- wird direkt beim Eindrehen mechanisch erzielt

Biologische Stabilität (Sekundär)

- wird durch Trabekelanlagerung erzielt

SINUSLIFT

1-6mm extern
- 4-6mm einzeitig
- 1-4mm zweizeitig

>6mm intern

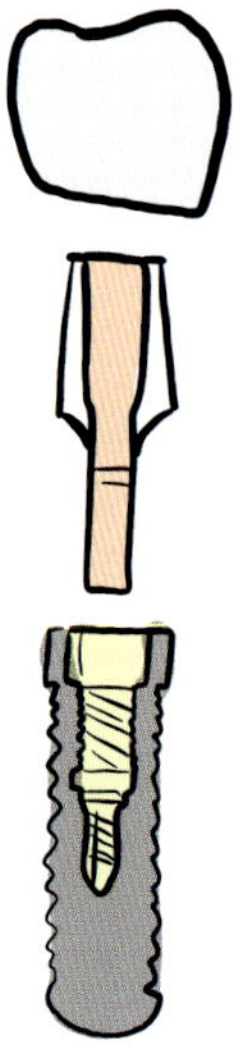

Knochenersatzmaterial

- Osteokonduktiv
- Nicht osteoinduktiv

Allogen	Xenogen	Alloplastisch
Menschliche Herkunft	Tierische Herkunft	Synthetische Herkunft

Periimplantäre Wundheilung

1. Hämostase
2. Entzündungsphase
3. Proliferationsphase
4. Remodelling

Biologische Stabilität (Sekundär) > Mechanische Stabilität (Primär)

KINDERZAHNMEDIZIN

ZAHNENTWICKLUNG

Zahnknospe · Zahnkappe · Zahnglocke · Zahnsäckchen

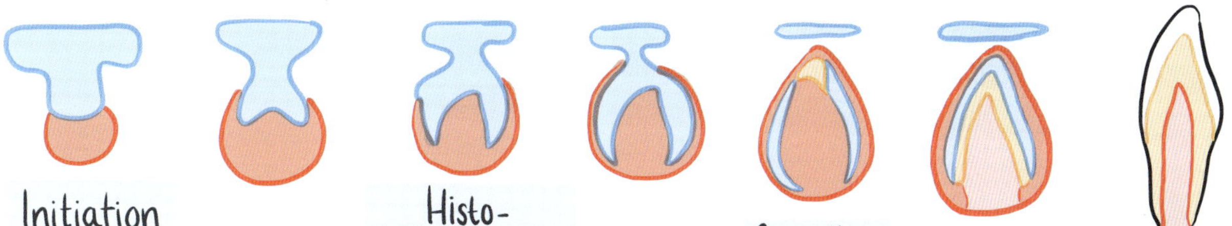

Initiation → **Beeinflussung:** Zahnanzahl

Proliferation, Histodifferentiation → Zahnstruktur

Morphodifferentiation → Zahnform, Zahngröße

Apposition, Kalzifikation → Substanz

Eruption → Durchbruch

Ameloblasten

bilden den Zahnschmelz

- Inneres Schmelzepithel
- Produzieren glykoproteinreiche Matrix
- Mineralisiert durch Kalzium und Phosphat

Odontoblasten

bilden das Dentin

- Liegen zunächst den Ameloblasten gegenüber
- Entfernen sich mit zunehmender Produktion von Dentin

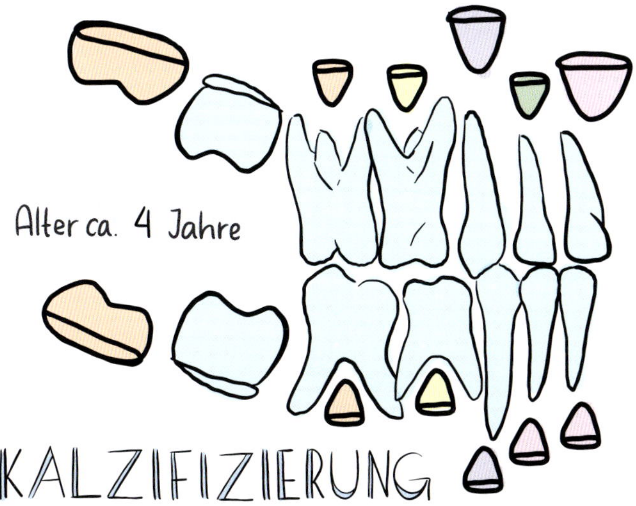

KALZIFIZIERUNG

Geburt	:	alle Milchzähne und 6-er
3-4 Mt	:	1er OK/UK + 2er UK
4-5 Mt	:	3er
1 LJ.	:	2er OK
2 LJ.	:	4er
3 LJ.	:	5er + 7er
9 LJ.	:	8er

Zahnentwicklung 6.SSW – 20.LJ

Verzahnung

Postlaktealebene Milchzähne · **Bleibende Zähne** (nach Angle)

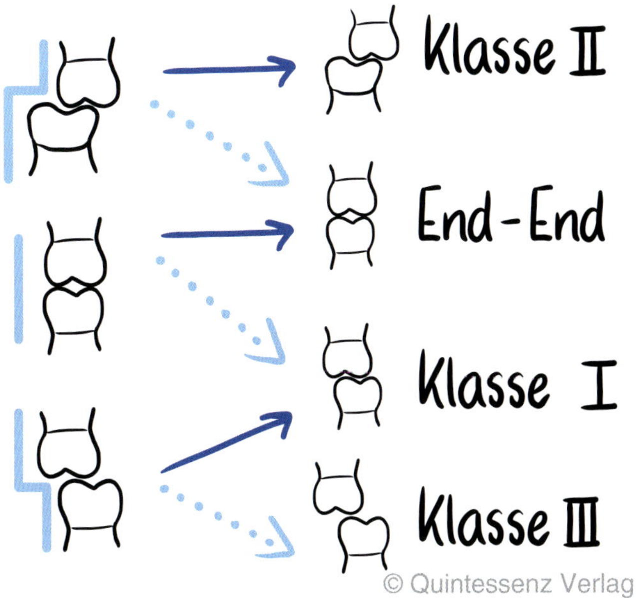

Kinderzahnmedizin

ZAHNDURCHBRUCHZEITEN

MILCHZÄHNE

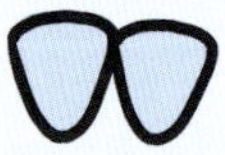

Ca. 8 Monate

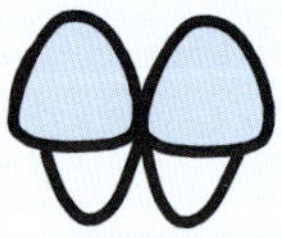

Ca. 10 Monate

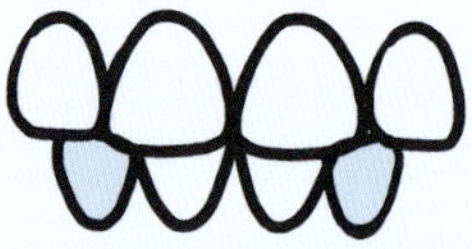

Ca. 12 Monate

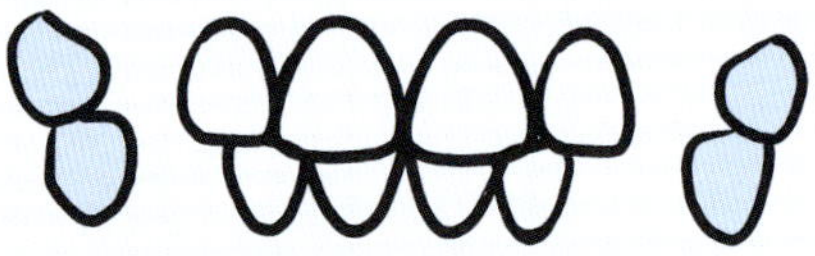

Ca. 16 Monate

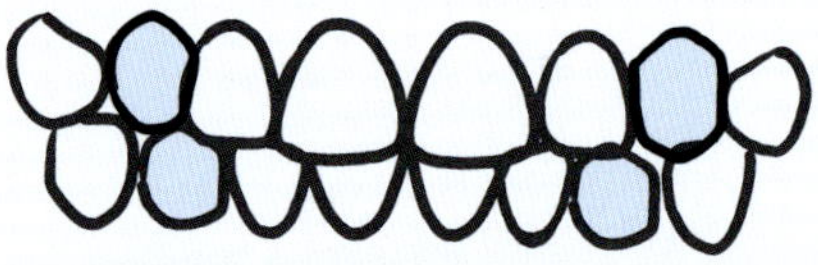

Ca. 20 Monate

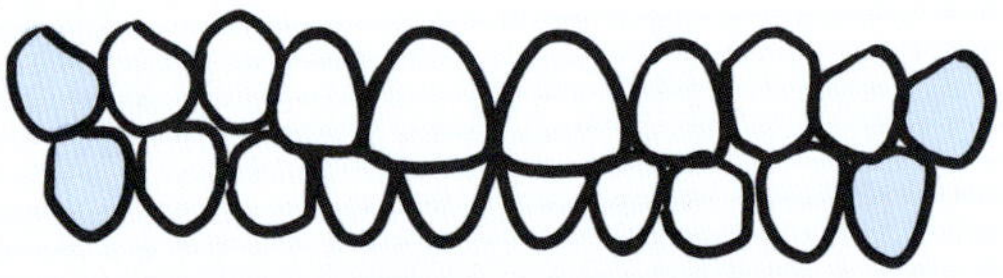

Ca. 30 Monate

Anomalien

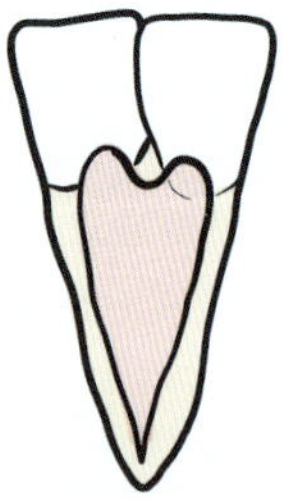

Zahn-keimpaarung

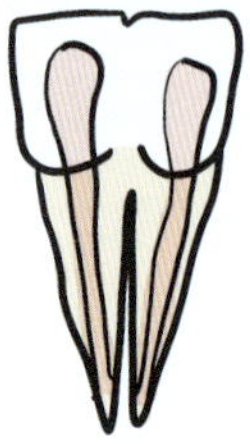

Zahn-verschmelzung

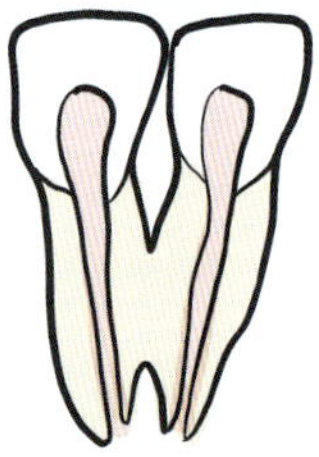

Zahn-verwachsung

BLEIBENDE ZÄHNE

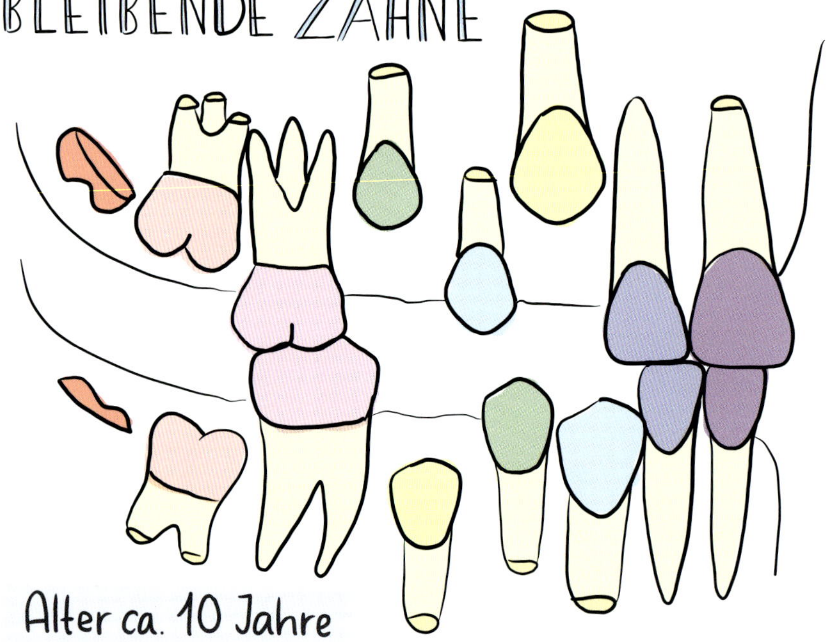

Alter ca. 10 Jahre

Ca. 5.-6. LJ.

Ca. 6.-8. LJ.

Ca. 7.-9. LJ.

Ca. 9.-11. LJ.

Ca. 10.-12. LJ.

Ca. 11.-13. LJ.

Ca. 12.-17. LJ.

Ca. ab 18. LJ.

Kinderzahnmedizin

Milchzähne

Unterschied zu bleibenden Zähnen

- Unterschiedlich viele und ungeordnete Schmelzprismen
- Mineralsalzanteil 85% (bleibende Zähne 92%)
- Schlechtere Ätzbarkeit
- Flächige Approximalkontakte
- Geringere Attritionsresistenz
- Porenvolumen 1-5% (bleibende Zähne 0.1-0.2%)
- Große Pulpa und ausladende Pulpahörner

Therapie im Milchgebiss

Füllungstherapie

z.B
- Glasionomerzement
- Kompomer
- Komposit

Anästhesie

Faustregel: pro 10kg → 2/3 Ampulle

Inaktivierung

frühkindlicher Karies mit Silberdiaminfluorid

Pulpotomie:

MTA (Mineral Trioxid Aggregat)
Portlandzement

Pulpektomie:

Kalziumhydroxid
Iodoform Paste

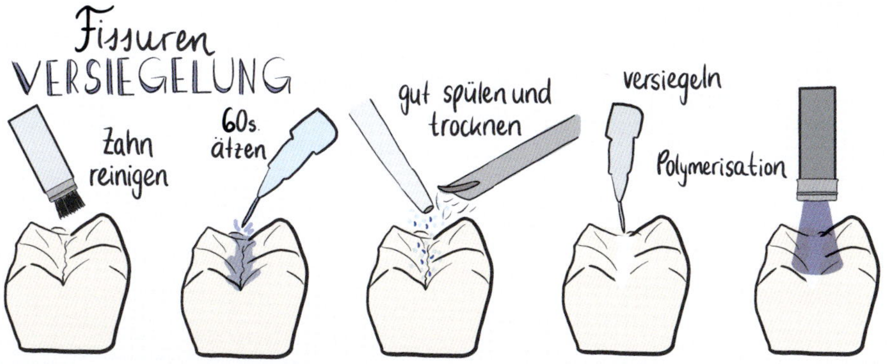

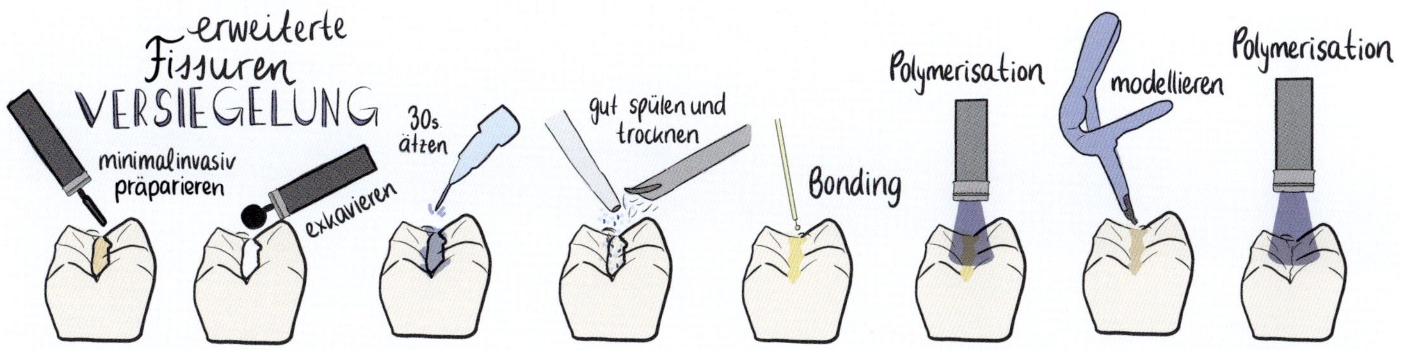

Kieferorthopädie

BASICS

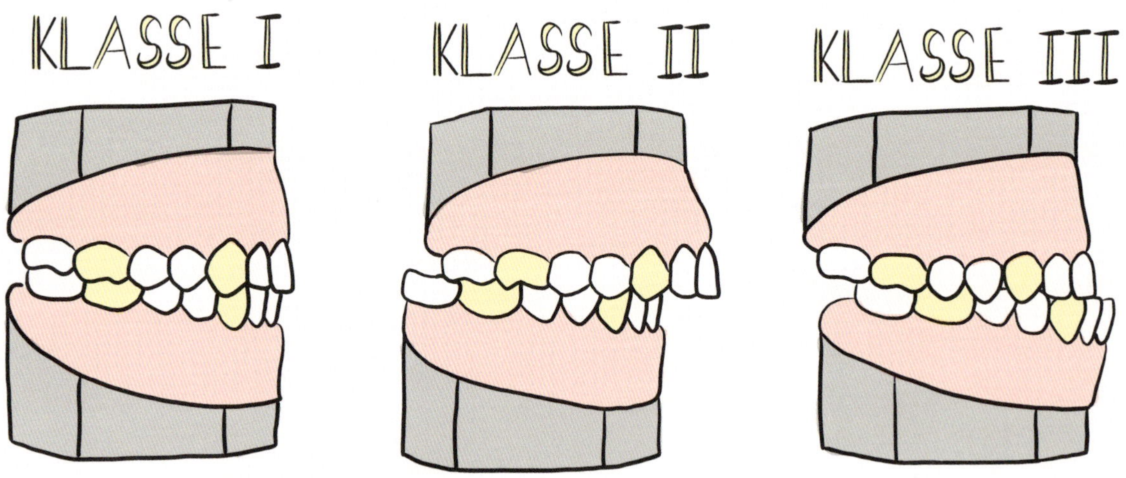

Angle KLASSIFIKATION

Hypodontie: Nichtanlage von weniger als 6 Zähnen

Oligodontie: Nichtanlage von 6 und mehr Zähnen

Anodontie: Nichtanlage aller Milch- und bleibenden Zähne

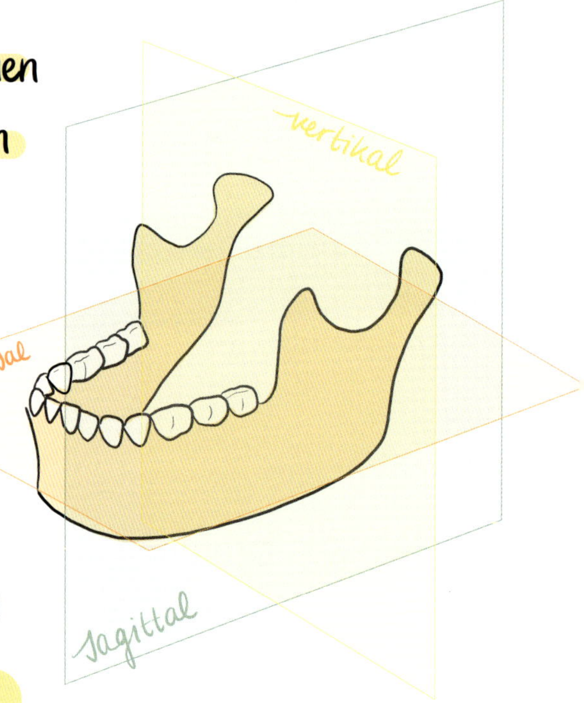

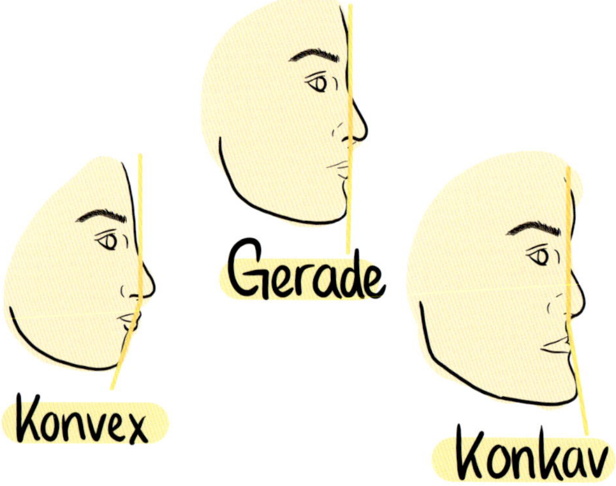

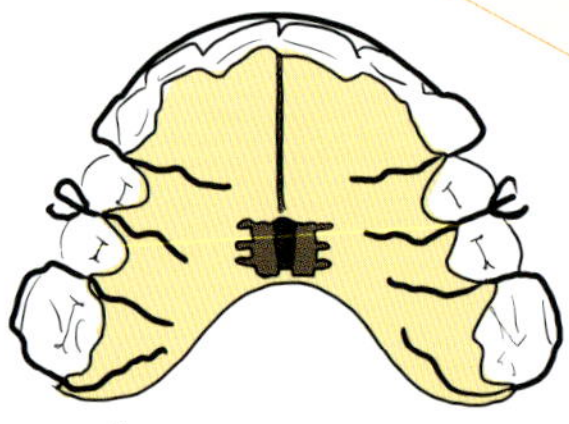

Kreuzbiss frontal

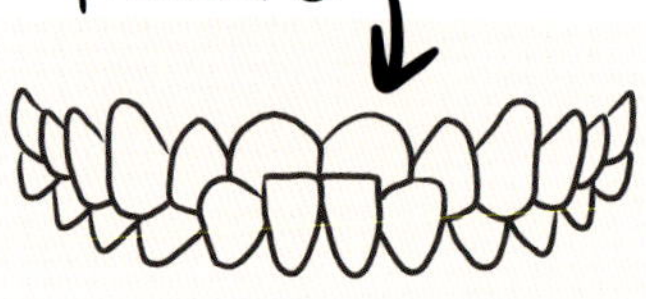

Kreuzbiss lateral

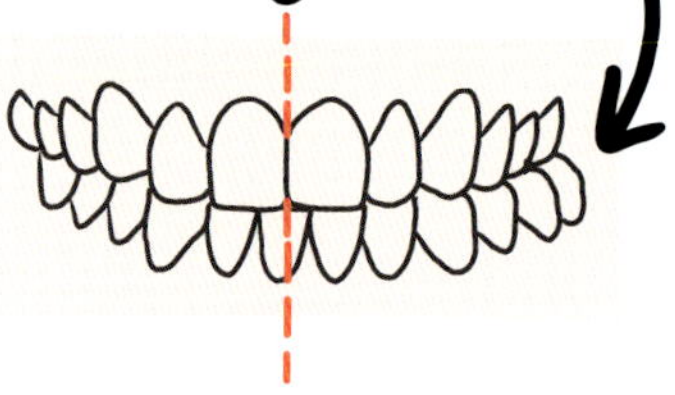

Overbite Overjet

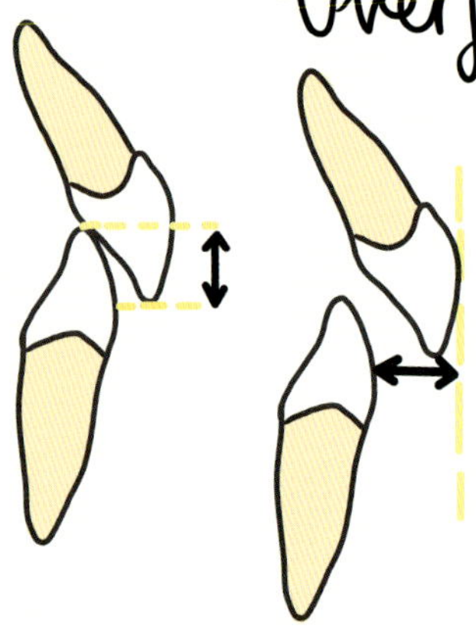

Tief- und Deckbiss

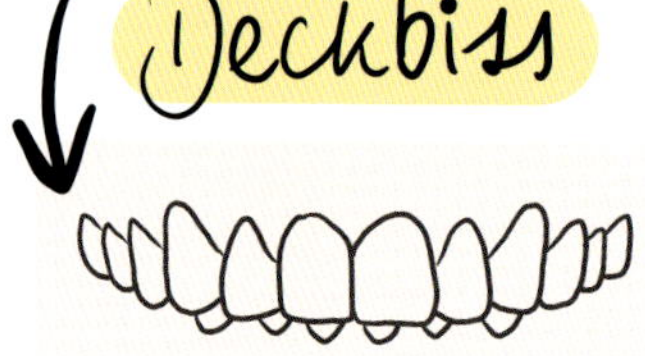

Offener Biss

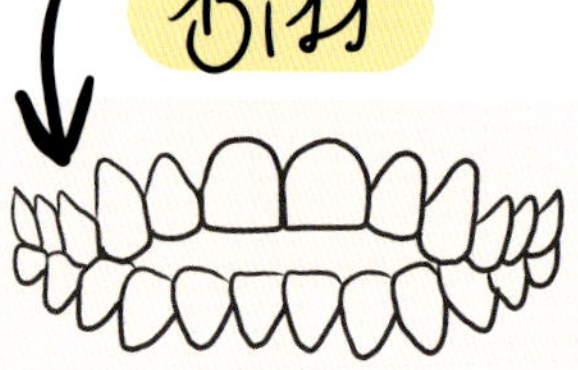

FRS-ANALYSE

SAGITTAL

skelettal basal

SNA Norm: 82° ± 3°
sagittale Lage der Maxilla
> 85° maxilläre Prognathie
< 79° maxilläre Retrognathie

SNB Norm: 80° ± 3°
sagittale Lage der Mandibula
> 83° mandibuläre Prognathie
< 77° mandibuläre Retrognathie

ANB Norm: 2°
sagittale Kieferrelation
> 4° skelettale Klasse II
< 0° skelettale Klasse III

dento-alveolär

Pr-N-A Norm: 2° ± 1°
> 3° Protrusion
< 1° Retrusion

CL / ML Norm: 70° ± 8°
> 78° Protrusion
< 62° Retrusion

dental

ILs / NL 110° ± 6°
ILi / ML 92° ± 5°
ILs / ILi 131° ± 9°

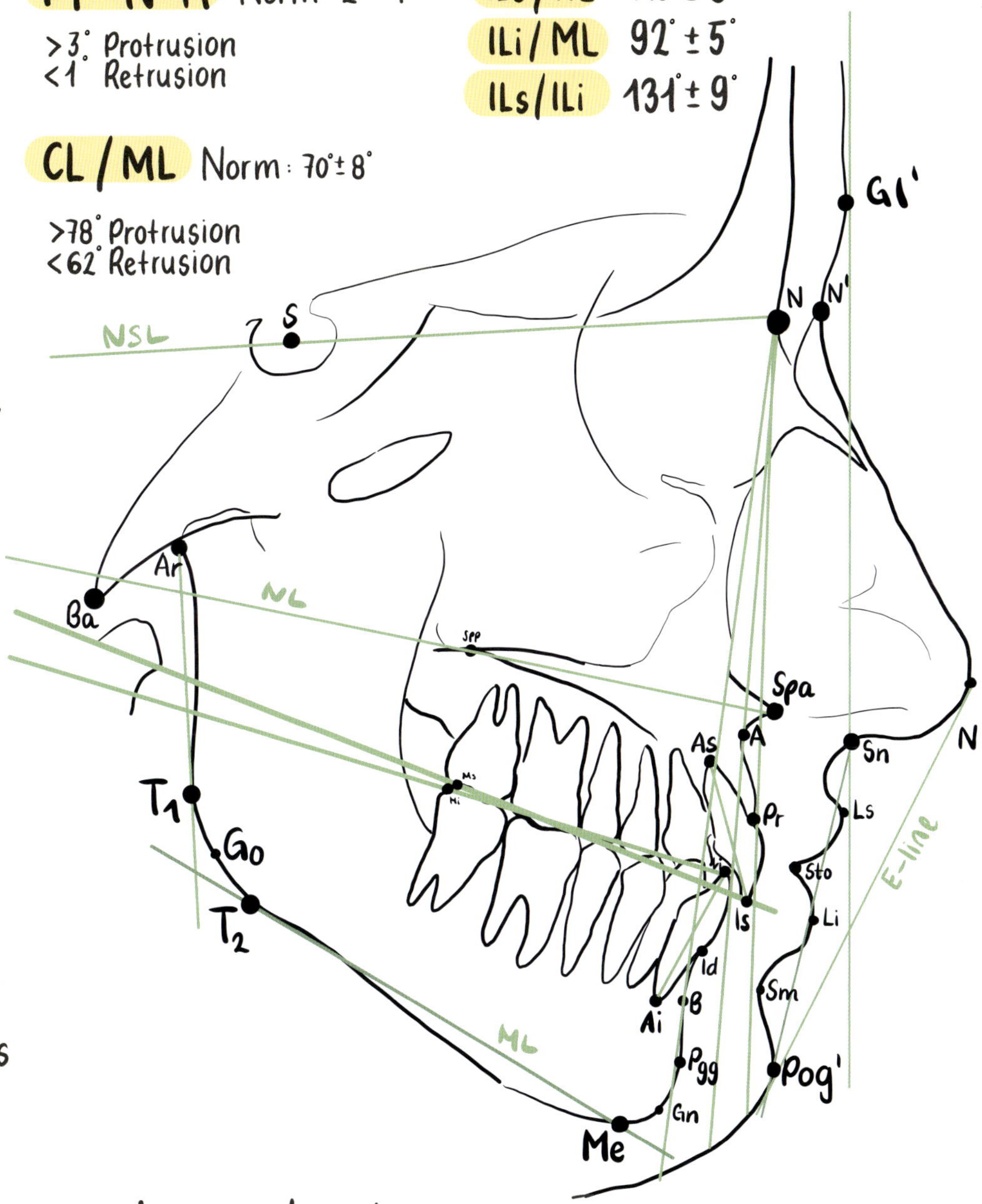

VERTIKAL

skelettal basal

NSL / NL Norm: 8.5° ± 3°
Inklination des Oberkiefers
> 11.5° retroinkliniert
< 5.5° anteinkliniert

NSL / ML Norm: 32° ± 6°
Inklination des Unterkiefers
> 38° retroinkliniert
< 26° anteinkliniert

NL / ML Norm: 23.5° ± 3°
Kieferbasiswinkel
> 26.5° hyperdivergent
< 20.5° hypodivergent

dento-alveolär

OLs / NL Norm: 10° ± 4° gleichmässige Eruption
> 14° Eruption ant. > post.
< 6° Eruption post. > ant.

OLi / ML Norm: 20° ± 5° gleichmässige Eruption
> 25° Eruption ant. > post.
< 15° Eruption post. > ant.

PROTHETIK

EINTEILUNG NACH KENNEDY (1932)

Kennedy-Grundklassen

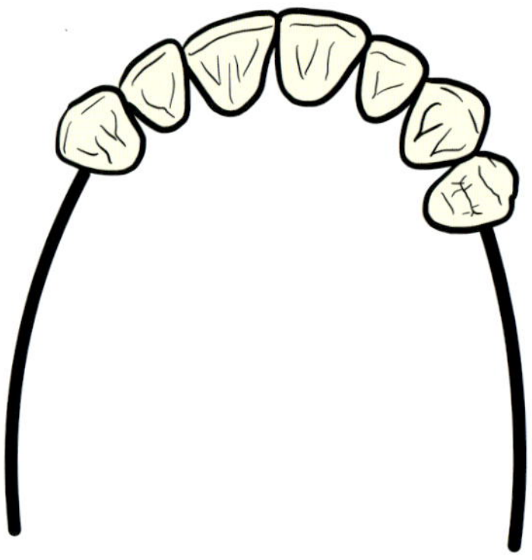

I Beidseitig verkürzte Zahnreihe

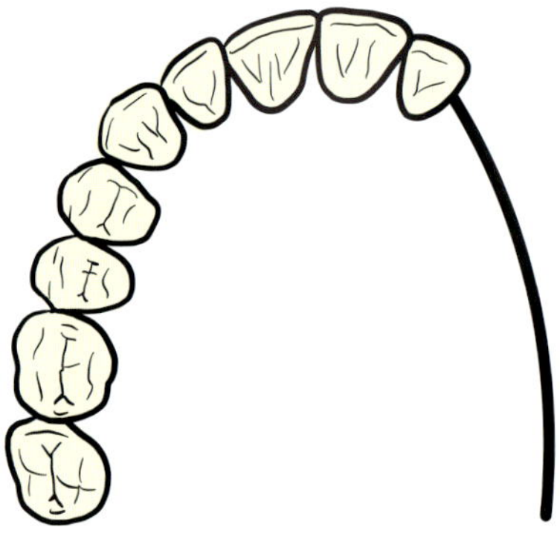

II Einseitig verkürzte Zahnreihe

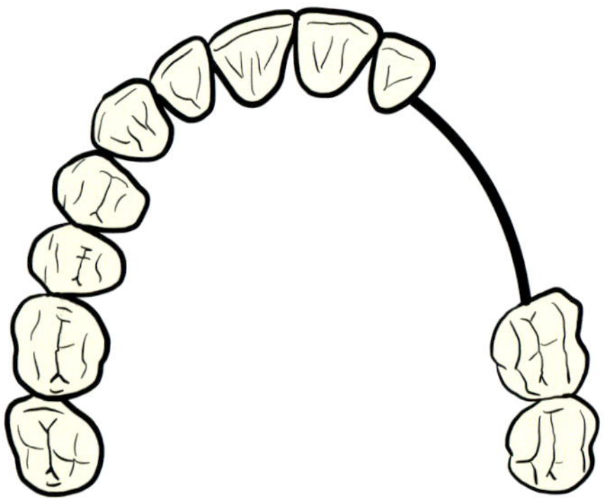

III Einseitig unterbrochene Zahnreihe

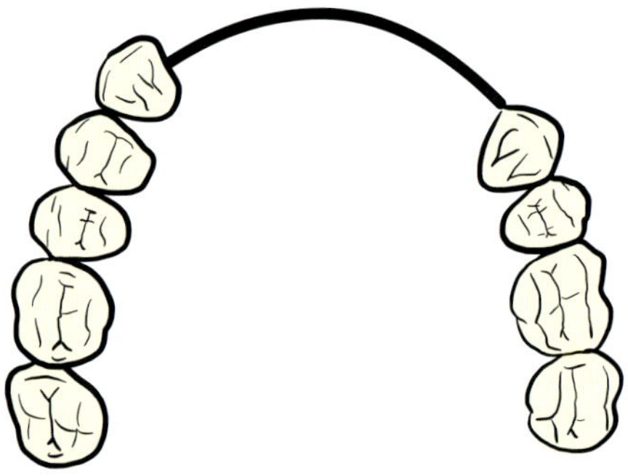

IV Frontale Schaltlücke

Untergruppen

1) Mit einer Schaltlücke
2) Mit mehreren Schaltlücken
3) Bei nur noch geringem Restzahnbestand

z.B: **Kennedy-Klasse I1:**

Beidseitig verkürzte Zahnreihe mit einer Schaltlücke

EINTEILUNG NACH EICHNER (1955)

Eichner - Grundklassen

Eichner-Gruppe A:

antagonistischer Kontakt aller vier Stützzonen

Eichner-Gruppe B:

antagonistischer Kontakt in weniger als vier Stützzonen

Eichner-Gruppe C:

kein antagonistischer Zahnkontakt

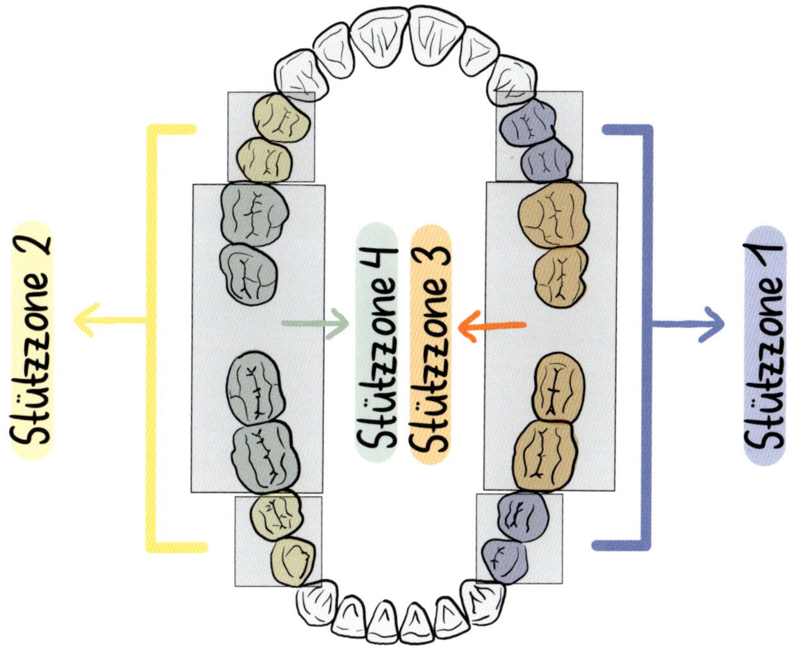

A1 Beide Kiefer vollbezahnt, einzelne Zähne beschädigt, aber wieder aufbaufähig

A2 Ein Kiefer vollbezahnt, ein Kiefer mit zahnbegrenzten Lücken

A3 Beide Kiefer mit Lücken, volle Abstützung in vier Stützzonen

B1 Nur in drei Stützzonen antagonistischer Kontakt

B2 Nur in zwei Stützzonen antagonistischer Kontakt

B3 Nur in einer Stützzone antagonistischer Kontakt

B4 Antagonistischer Kontakt nur außerhalb der Stützzonen

C1 Restzähne in beiden Kiefern ohne antagonistischen Kontakt

C2 Ein Kiefer unbezahnt, Restzähne im anderen Kiefer

C3 Beide Kiefer unbezahnt

PROTHETIK

prothetik

KRONEN- UND BRÜCKENPROTHETIK

Präparationsarten

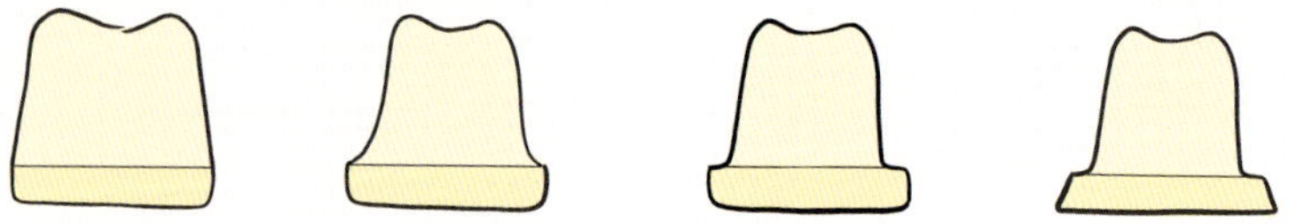

Tangentialpräparation | Hohlkehlpräparation | Stufenpräparation | Stufenpräparation mit Anschrägung

Präparationswinkel: (auch Konuswinkel) ca. 6-12°

Konvergenzwinkel (auch Kegelwinkel)

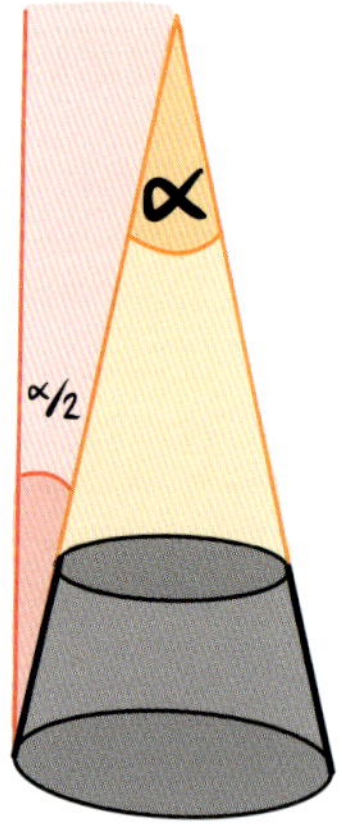

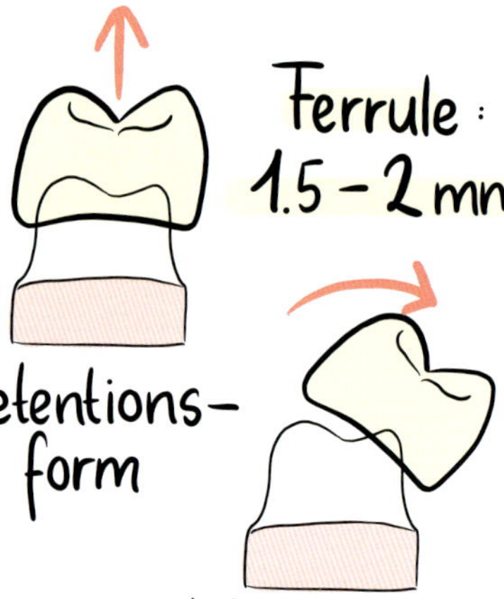

Ferrule: 1.5-2 mm

Retentionsform

Widerstandsform

Pfeilerhöhe ≥ 3-4 mm

Ponticgestaltung

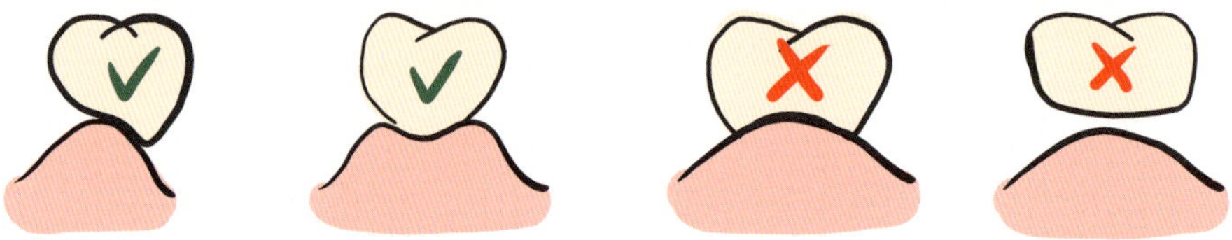

modifiziertes Ridge-Lap Pontic | Ovate Pontic | Ridge-Lap Pontic | Schwebeglied

→ Konvexe Gestaltung für Hygienefähigkeit

Dreigliedrige Brücke | Extensionsbrücke

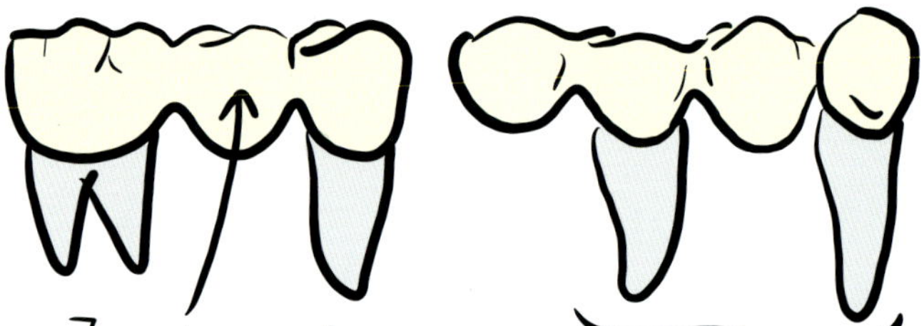

Zwischenglied

Brückenpfeiler

Wax-Up

auf dem Modell

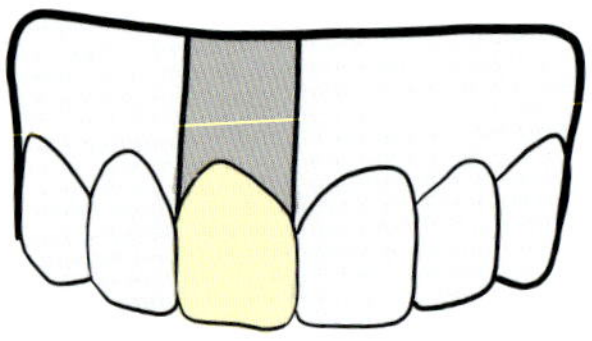

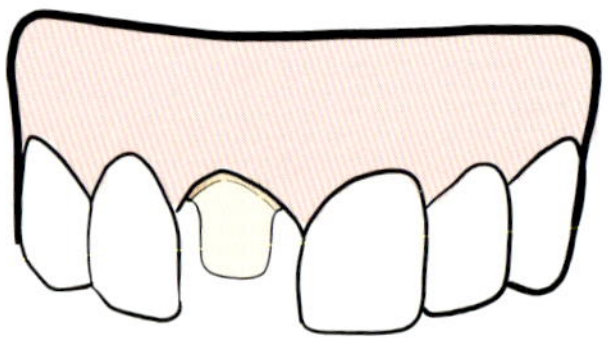

Silikonschlüssel

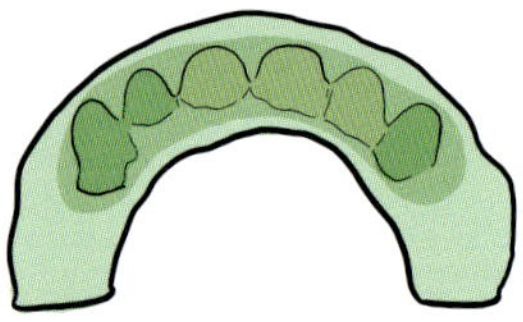

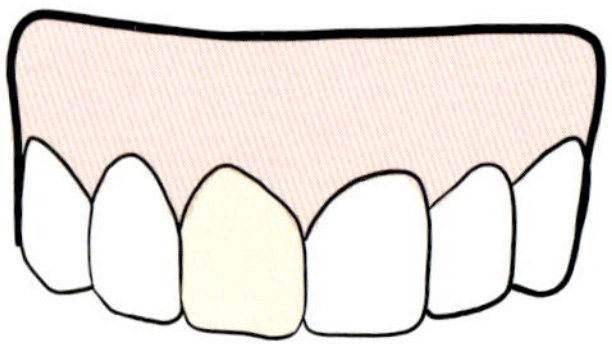

Mock-Up

intraoral

Balkengesetz

Metall 9-12 mm^2

Zirkonoxid 16 mm^2

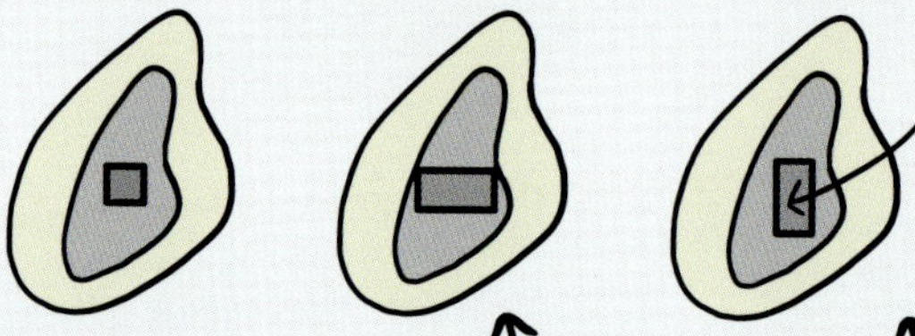

doppelte Breite des Verbinders = doppelte Stabilität

doppelte Höhe des Verbinders = achtfache Stabilität

MODELLGUSSPROTHETIK

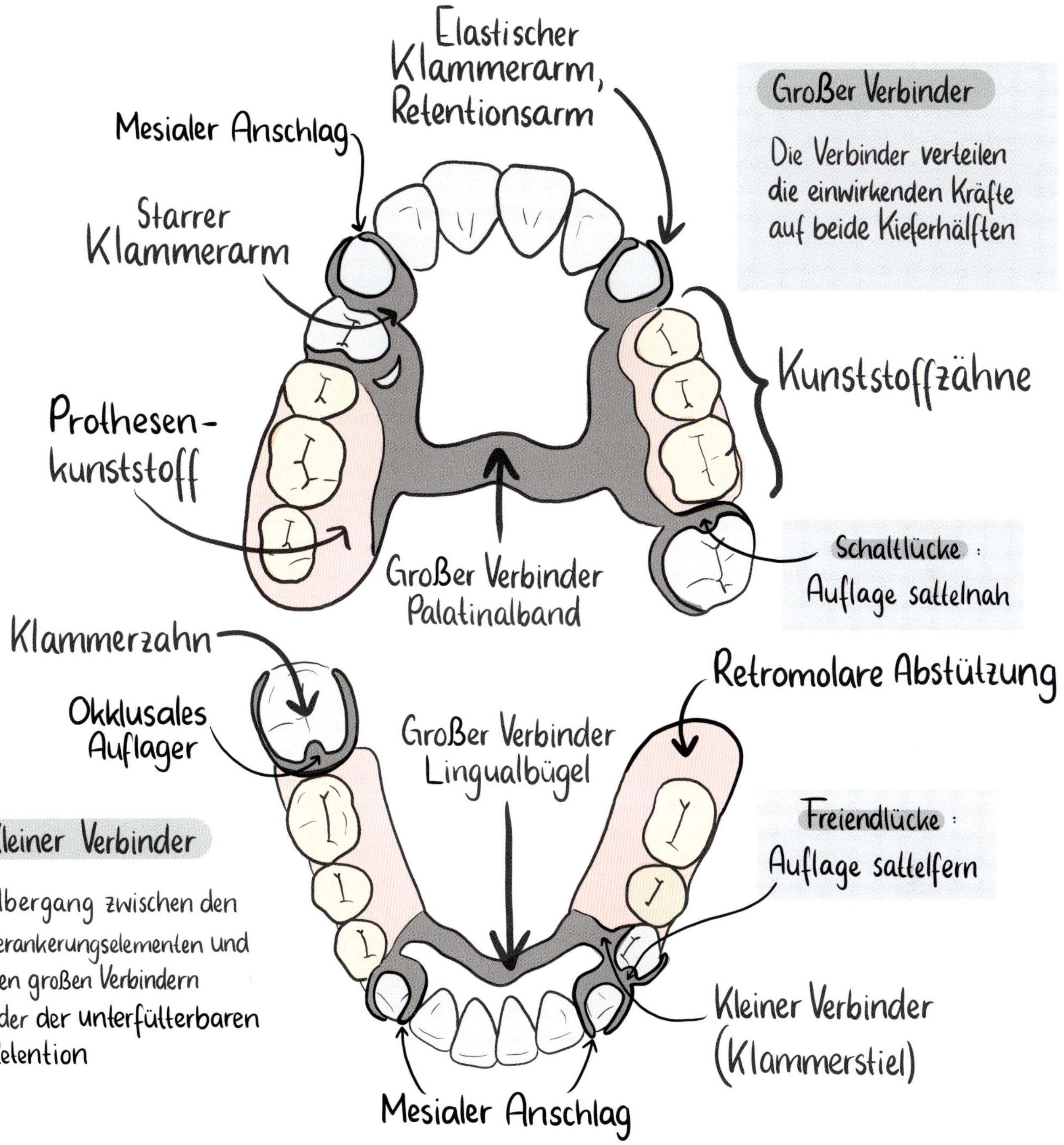

Großer Verbinder

Die Verbinder verteilen die einwirkenden Kräfte auf beide Kieferhälften

Schaltlücke: Auflage sattelnah

Freiendlücke: Auflage sattelfern

Kleiner Verbinder

Übergang zwischen den Verankerungselementen und den großen Verbindern oder der unterfütterbaren Retention

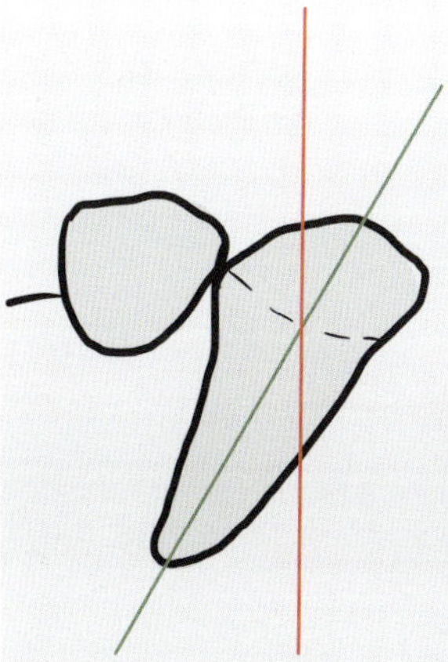

Anatomischer Äquator:

90°-Winkel zur Zahnlängsachse

Prothetischer Äquator:

90°-Winkel zu einer individuell definierten Einschubrichtung der Prothese

Auflage

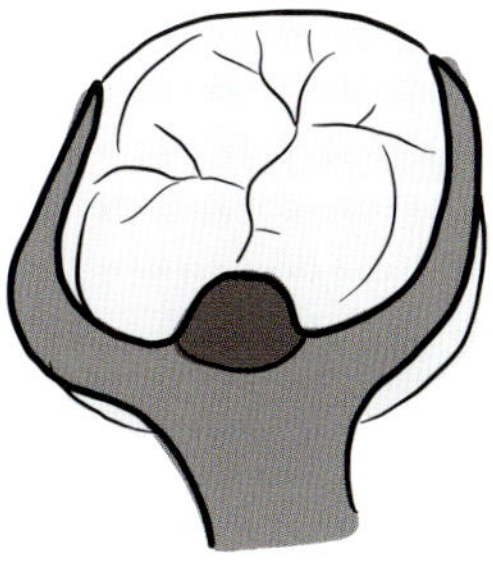

- muldenförmige Präparation
- scharfe Kanten abrunden

PROTHETIK

~~prothetik~~

TOTALPROTHETIK

Morphologische Veränderungen im Alter

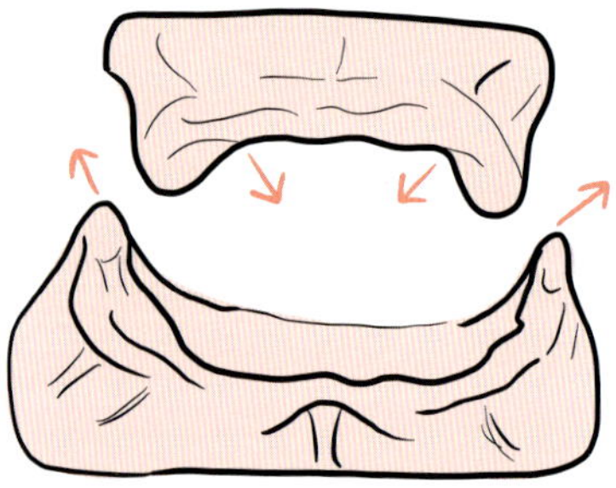

- Zentripetale Resorption im Oberkiefer
- Zentrifugale Resorption im Unterkiefer

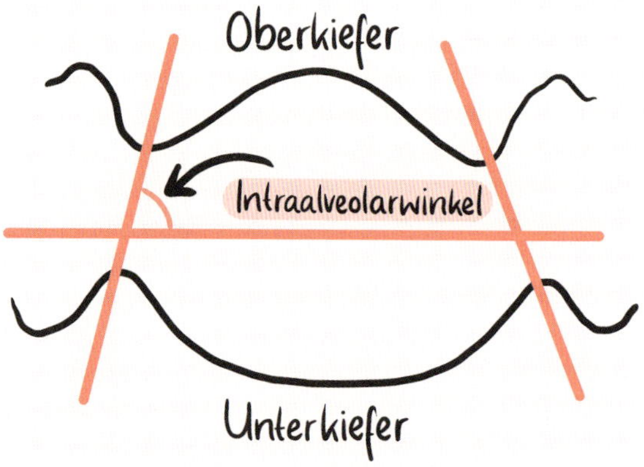

Intraalveolarwinkel <80°:
Indikation für Kreuzbissaufstellung

Aufstellung nach Gerber

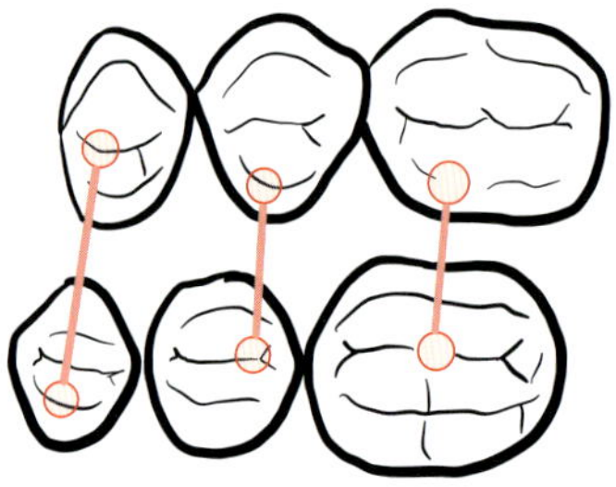

- Mörser-Pistill-Prinzip
- Anatomisch geformte Prothesenzähne
- Umgekehrtes Mörser-Pistill-Prinzip beim ersten Prämolaren
- Bilateral balancierte Okklusion

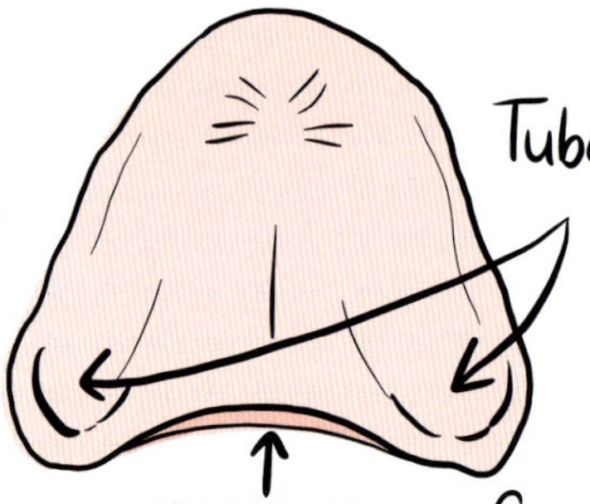

Ah-Linie: Grenzlinie zwischen dem harten und weichen Gaumen

Bissschablonen

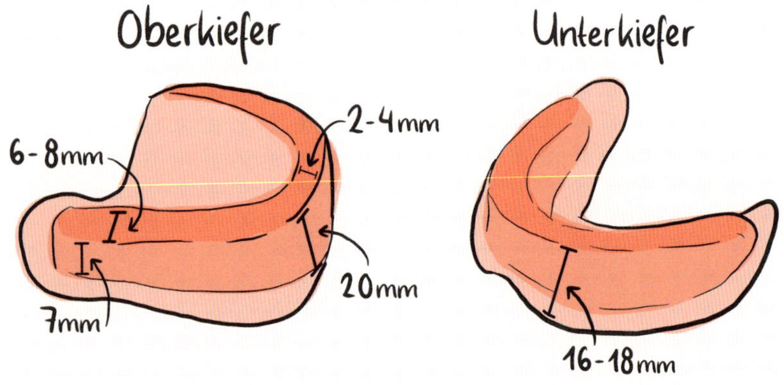

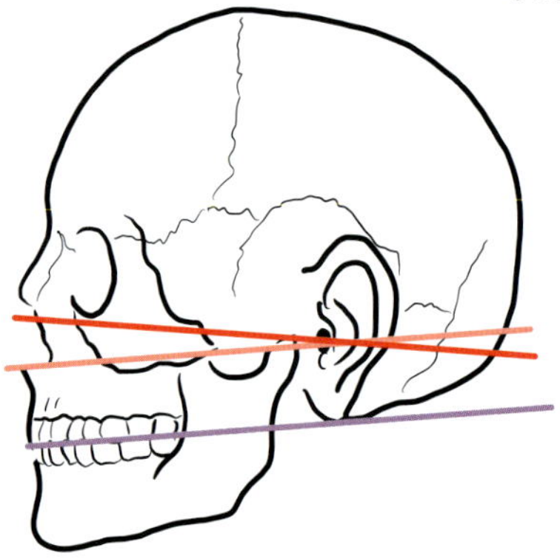

Frankfurter Horizontale

Camper-Ebene

↓

wichtig für die Okklusionsebene

↑

Bipupillarlinie

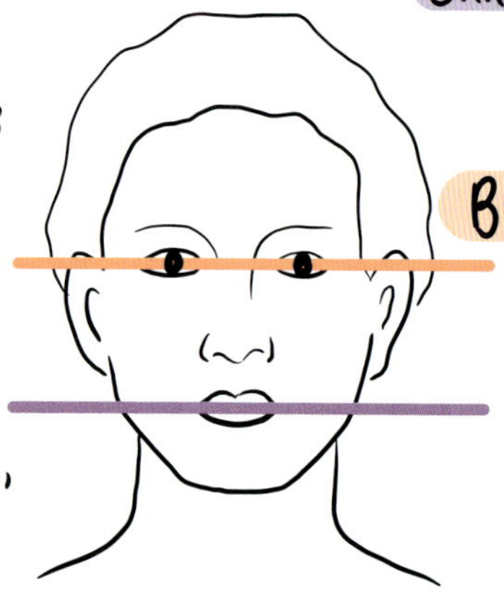

Sprechprobe – Beurteilung der vertikalen Dimension

S-Laut: Beurteilung der sagittalen Frontzahnstufe und des minimalen Sprechabstands (ca. 1-2mm)

M-Laut: Überprüfung der Ruhelage und der Lippenschlussfähigkeit

F-Laut: Überprüfung der Position der oberen Frontzähne, welche die Unterlippe leicht berühren sollten

WERKSTOFFKUNDE

Anforderungen in der Zahnmedizin

- Geeignete mechanische Eigenschaften
- Korrosionsbeständigkeit
- Biokompatilität
- Ästhetik
- Gute Verarbeitbarkeit
- Wirtschaftlichkeit

Werkstofftypen:

Kunststoffe → kovalente Bindung
Keramische → kovalente Bindung
Metallische → metallische Bindung

Komposit: Material aus einer Kunststoffmatrix und anorganischen Füllpartikeln

Hybridkeramik: Kombiniert Keramikpartikel mit einer Kunststoffmatrix

KUNSTSTOFF

- Synthetische, makromolekulare organische Materalien
- Die Makromoleküle entstehen durch Polyreaktion aus reaktionsfähigen Einzelmolekülen
- Methylmethacrylat → in der Zahnmedizin am häufigsten verarbeiteter Kunststoff

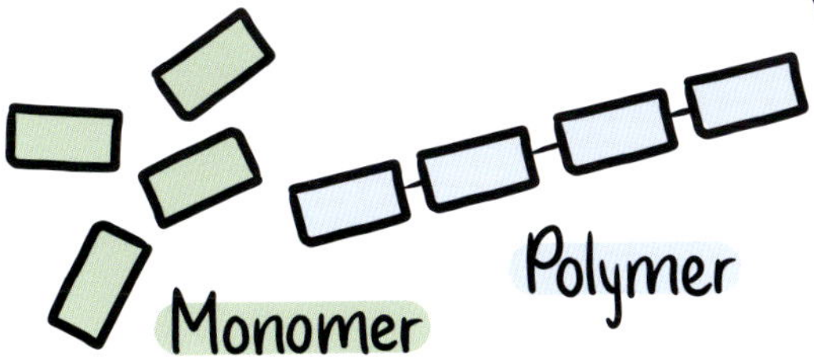

Radikalische Polymerisation Initiatoren:

- Lichthärtung: z.B. Campherchinon
- Chemische Härtung: z.B. Benzoylperoxid

Einteilung

Plastomere (Thermoplaste)

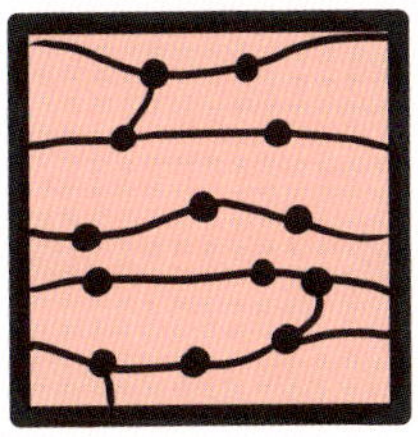

Lange, unverzweigte Molekülketten

- Warm verformbar
- Verformung wiederholbar

z.B.: PMMA, Komposite

Elastomere

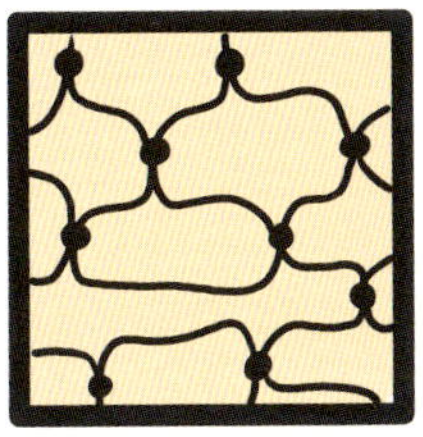

Weitmaschig vernetzte Molekülketten

- Gummielastisch
- Nicht schmelzbar
- Nicht löslich
- Hitzebeständig

z.B.: Silikone (z.B. Abformmaterial)

Duromere

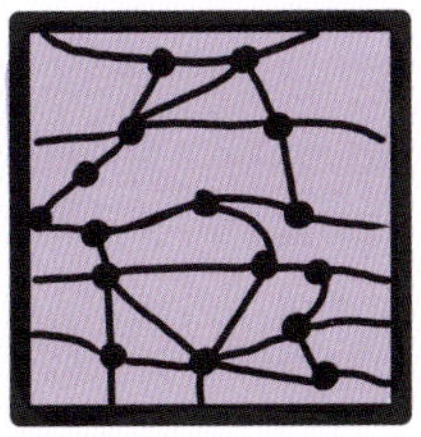

Hochvernetzte amorphe Polymere

- Hart und spröde
- Nicht schmelzbar
- Nicht löslich
- Hitzebeständig

z.B.: Duromere Schicht auf Kunststoffzähnen

WERKSTOFFKUNDE

KERAMIK

Eigenschaften:
- Hart und spröde
- Niedrige Bruchzähigkeit
- Niedrige Zugfestigkeit
- Hohe Druckfestigkeit

Silikatkeramik

Feldspatkeramik
ca. 100-120 MPa
- Feldspatgläser
- Leuzit-verstärkte Feldspatkeramiken

Lithiumsilikatkeramik
ca. 350 MPa
- Lithiumdisilikatkeramik
- Zirkon-verstärkte Lithiumsilikatkeramik

Oxidkeramik
- Hohe mechanische Festigkeit
- Hohe Korrosionsfestigkeit
- Resistenz gegen Säuren (z.B.: Flusssäure (HF))
- keine Glasphase

bis zu ca. 1000 MPa
- Zirkoniumdioxid (ZrO_2)
- Aluminiumdioxid (Al_2O_3)

Y3 (3% Yttrium): gute Festigkeit und Transparenz

Y4 (4% Yttrium): Höhere Festigkeit und etwas weniger Transparenz

Y5 (5% Yttrium): Maximale Festigkeit, aber geringere Transparenz

Glasphase
- Hohe Erweichungstemperatur
- Hohe Viskosität
- Hohe Transparenz

Kristalline Phase
- Verstärkung der Keramik
- Streuung des Lichts
- Reflexion des Lichts

METALL

Eigenschaften:
- Elastizität
- Plastizität
- Wärmeleitfähigkeit
- Elektrische Leitfähigkeit

Edelmetall-Legierungen:
- Gold → Goldgusslegierungen z.B.: Goldkrone
- Silber
- Palladium
- Platin

Nichtedelmetall-Legierungen:
- Chrom
- Cobalt
- Molybdän

} Chrom-Cobalt-Molybdän-Legierung z.B.: Modellgussprothese

- Titan → z.B.: Implantat
- Nickel → Nickel-Titan-Legierung z.B.: Kieferorthopädische Drähte
- Yttrium und mehr

MUND-, KIEFER- UND GESICHTSCHIRURGIE

LIPPEN-, KIEFER- UND GAUMENSPALTEN

Oberlippe und Oberkiefer verschmelzen in der 4.-7. Schwangerschaftswoche

Entstehen aus drei Blastemen:
- Zwei Oberkieferwülste
- Ein medialer Nasenwulst

Der Gaumen entwickelt sich später, bis zur 12. Schwangerschaftswoche

Harter Gaumen: Ebenfalls drei Blastemen
Weicher Gaumen: Direkte Vereinigung der Oberkieferwülste

Lippen- und Kieferspalten verlaufen paramedian (zwischen lateralen Schneidezähnen und Eckzähnen)

Gaumenspalten verlaufen median, da sie auf dem fehlenden Zusammenschluss der mittigen Gaumenwülste basieren

Lippenspalte:
- Verziehung / Abflachung der Nasenbasis und des Nasenflügels
- Verziehung des Nasenseptums zur Gegenseite

Gaumenspalte: Verbindung Mund- und Nasenrachenraum

→ Funktionelle Störungen
- Behinderung der Atmung
- Probleme beim Schluckvorgang
- Trinkprobleme
- Rhinophonie: „Näseln"
- Psychosoziale Einschränkungen
- Belüftung Mittelohr eingeschränkt
  - → Folgen: Mittelohrentzündungen
  - Sprachentwicklung behindert

Reissverschlussmodell

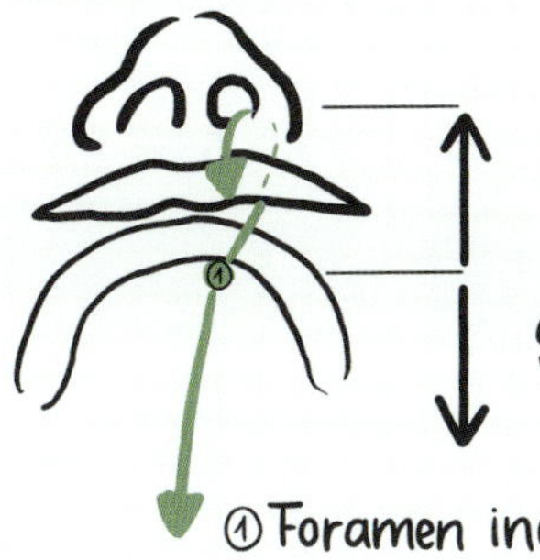

Inzidenz weltweit
ca. 1:700

Diagnostik: Pränatal mit Ultraschall

Mögliche Ursachen

- Folsäuremangel
- Rauchen / Alkohol in der Schwangerschaft
- Medikamentös / toxische Medikamente

Genetisch z.B. bei:
- Pierre-Robin-Syndrom
- Van-der-Woude-Syndrom
- Stickler-Syndrom
- Trisomien

ODONTOGENE TUMORE

Ameloblastom

- Seltener benigner lokal invasiv wachsender odontogener Tumor
- Entwickelt sich aus den Ameloblasten
- Maligne Transformation möglich
- Unterkiefer > Oberkiefer
- Typisch: Resorption angrenzender Zahnwurzeln
- Nachbetreuung nötig → Rezidivrisiko

Therapie:

Chirurgische Entfernung mit Sicherheitsabstand, Hohe Rezidivrate

Odontom

2 Typen

Zusammengesetzt	Komplex
• Odontoide, kleine zahnähnliche Gebilde • Organisiert • Scharf begrenzt	• Alle Zahnhartsubstanzen mineralisiert • Nicht organisiert • Unscharf begrenzt
Häufiger anteriorer Oberkiefer	Häufiger posteriorer Unterkiefer

Therapie:

- Generell wird eine Entfernung empfohlen
- Eine Beobachtung kann indiziert sein bei fehlender Symptomatik

Zementoblastom

- Seltener benigner odontogener Tumor
- Entwickelt sich aus den Zementoblasten
- Mit Zahnwurzel verwachsen
- Vorwiegend Prämolaren- und Molarenregion
- Schmerzen möglich

Therapie:

Chirurgische Entfernung des Tumors und des betroffenen Zahns bei Symptomatik

Kieferfrakturen

Pathologische Fraktur: Knochen bereits vorher geschwächt

Fissurale Fraktur: Im Röntgenbild lediglich ein Haarriss zu sehen

Infraktion: Unvollständiger Knochenbruch

Unterkiefer

Bei einer Fraktur weicht der Unterkiefer zur erkranken Seite ab

Bei einer Luxation weicht der Unterkiefer zur gesunden Seite ab

Knochenheilung

Primär

- Direkte Knochenheilung
- Keine Kallusbildung

Sekundär

- Indirekte Knochenheilung
- Mit Kallusbildung
- Frakturspalt ≥ 200 μm

1. Phase

Hämatombildung

2. Phase

Hämatom → Granulationsgewebe → Kollagenreiches Bindegewebe

3. Phase

Desmale und enchondrale Ossifikation → Fixationskallus

4. Phase

Mineralisierung des Kallus → Lamällerer Knochen

Frakturzeichen

Sicher

- Dislokation
- Abnormale Beweglichkeit
- Krepitation
- Freiliegender Knochen

Unsicher

- Schmerzen
- Schwellung
- Hämatom
- Funktionsstörung

Laterale Mittelgesichtsfrakturen

Jochbogenfraktur: Nur Fraktur des Bogens

Jochbeinfraktur:

- Orbita immer mitbeteiligt
- Häufigste Mittelgesichtsfraktur

Orbitafraktur: Isoliert auch „Blow-out-Fraktur" genannt

Naso-orbito-ethmoidaler (NOE)-Komplex

- Monokelhämatom
- Brillenhämatom
- Epistaxis
- Telekantus
- Erschwerte Nasenatmung
- Schädigung Nervenkanal

Mittelgesichtsfrakturen

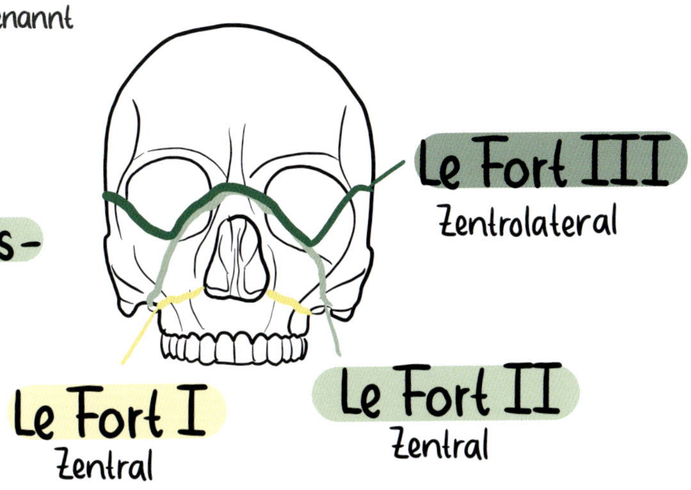

SCHÄDELNAHTSYNOSTOSEN

Prämature Schädelnahtsynostose

Pathologisch vorzeitige Verknöcherung der Schädelnähte

Mögliche Folgen:
- Schädeldeformitäten
- Erhöhter interkranieller Druck
- Neurologische Folgen

Sutura frontalis (Metopische Naht)

Verknöcherung in den ersten beiden Jahren

→ Die übrigen erst im Erwachsenenalter

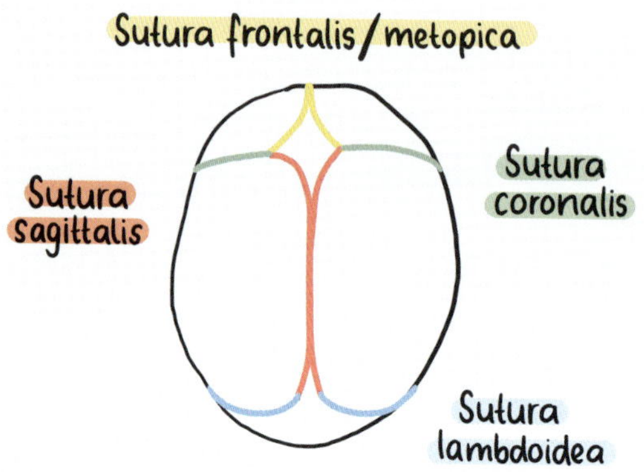

Skaphozephalus

Betroffene Naht: Sutura sagittalis

Form: Langer, schmaler Schädel

Trigonozephalus

Betroffene Naht: Sutura frontalis/metopica

Form: Dreieckiges Stirnbein

Anteriorer Plagiozephalus

Betroffene Naht: Sutura coronalis (einseitig)

Form: Abflachung Supraorbitalregion

Branchyzephalus

Betroffene Naht: Sutura coronalis (beidseitig)

Form: Kurzer Schädel

DD: Lagebedingt

Posteriorer Plagiozephalus

Betroffene Naht: Sutura lambdoidea

Form: Okzipital abgeflacht

sehr selten

DD: Meist lagebedingt

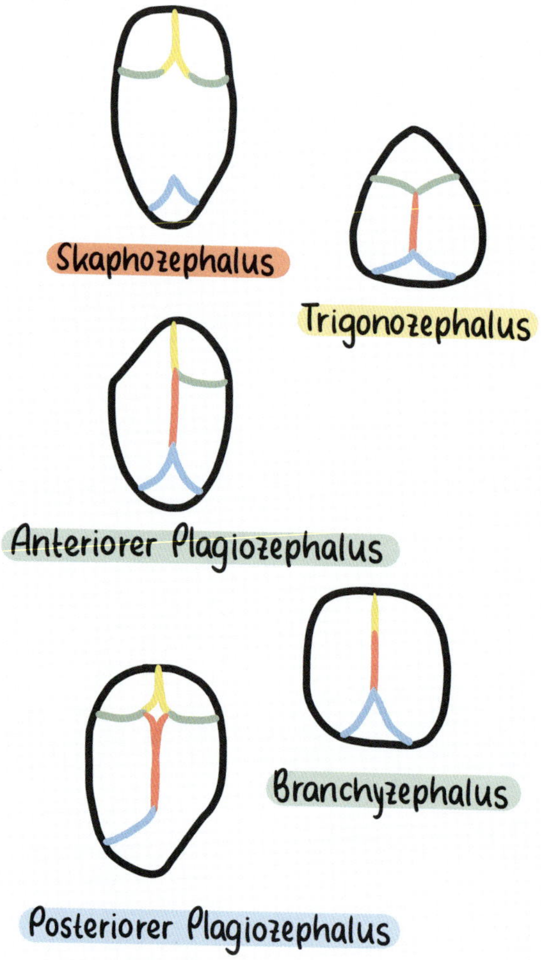

Semester PLANER

MODULE

Semester:

PRÜFUNGEN

DATUM:

DATUM:

DATUM:

DATUM:

DATUM:

DATUM:

DATUM:

DATUM:

SEMINARE

KURSE

Monats PLANER

Monat:

MO	DI	MI	DO	FRI	SA	SO

lern PLANER

MO	DI	MI	DO	FRI	SA	SO

wochen WOCHENPLANER

MO

DI

MI

DO

FRI

SA

SO

don't forget

To-dos

	✓
	☐
	☐
	☐
	☐
	☐
	☐
	☐
	☐
	☐
	☐
	☐
	☐

don't forget

Quellenverzeichnis

GRUNDLAGEN

Der Zahn

Eigene Illustration in Anlehnung an: Hellwig, E. et al. (2018): Einführung in die Zahnerhaltung. Deutscher Zahnärzte Verlag, S. 7

Zahnschema

Eigene Illustration in Anlehnung an: Strub, J. R. et al. (2011): Curriculum Prothetik, Band 1. 4. Auflage, Quintessenz Verlag, S. 64

Zahnmorphologie und Zahnmerkmale

Eigene Illustration in Anlehnung an: Strub, J. R. et al. (2011): Curriculum Prothetik, Band 1. 4. Auflage, Quintessenz Verlag, S. 32

Terminologie

Eigene Illustration in Anlehnung an: Strub, J. R. et al. (2011): Curriculum Prothetik, Band 1. 4. Auflage, Quintessenz Verlag, S. 58–63

Zahnschmelz

Hellwig, E. et al. (2018): Einführung in die Zahnerhaltung. Deutscher Zahnärzte Verlag, S. 3–8

Eigene Illustration in Anlehnung an: Hellwig, E. et al. (2018): Einführung in die Zahnerhaltung. Deutscher Zahnärzte Verlag, S. 5–6

Dentin

Hellwig, E. et al. (2018): Einführung in die Zahnerhaltung. Deutscher Zahnärzte Verlag, S. 8–11

Eigene Illustration in Anlehnung an: Hellwig, E. et al. (2018): Einführung in die Zahnerhaltung. Deutscher Zahnärzte Verlag, S. 8–9

Wurzelzement

Hellwig, E. et al. (2018): Einführung in die Zahnerhaltung. Deutscher Zahnärzte Verlag, S. 12–13

Strub, J. R. et al. (2011): Curriculum Prothetik, Band 1. 4. Auflage, Quintessenz Verlag, S. 49

ANATOMIE

Schädelknochen

Eigene Illustration in Anlehnung an: Schuenke, M. et al. (2022): Prometheus – Kopf, Hals und Neuroanatomie. 6. vollständig überarbeitete Auflage, Thieme Verlag, S. 14 und 16

Gesichts- und Kaumuskulatur

Eigene Illustration in Anlehnung an: Schuenke, M. et al. (2022): Prometheus – Kopf, Hals und Neuroanatomie. 6. Auflage, Thieme Verlag, S. 62 und 67

Eigene Illustration in Anlehnung an: Strub, J. R. et al. (2011): Curriculum Prothetik, Band 1. 4. Auflage, Quintessenz Verlag, S. 76–77

Hirnnerven

Schuenke, M. et al. (2022): Prometheus – Kopf, Hals und Neuroanatomie. 6. Auflage, Thieme Verlag, S. 97

Mundhöhle

Eigene Illustration in Anlehnung an: Schuenke, M. et al. (2022): Prometheus – Kopf, Hals und Neuroanatomie. 6. Auflage, Thieme Verlag, S. 168

Wolf, H. F. et al. (2004): Farbatlanten der Zahnmedizin. Band 1: Parodontologie. 3. Auflage, Thieme Verlag

Holtmann, H., et al. (2020): Mund-, Kiefer- und Plastische Gesichtschirurgie BasicS. Urban & Fischer Verlag, S. 2–3

Orale Mukosa und Kiefergelenk

Hellwig, E. et al. (2018): Einführung in die Zahnerhaltung. Deutscher Zahnärzte Verlag, S. 489

Oberkiefer

Eigene Illustration in Anlehnung an: Schuenke, M. et al. (2022): Prometheus – Kopf, Hals und Neuroanatomie. 6. Auflage, Thieme Verlag, S. 169

Unterkiefer

Eigene Illustration in Anlehnung an: Schuenke, M. et al. (2022): Prometheus – Kopf, Hals und Neuroanatomie. 6. Auflage, Thieme Verlag, S. 190

PRÄVENTIVZAHNMEDIZIN

Speichel

Hellwig, E. et al (2018): Einführung in die Zahnerhaltung. Deutscher Zahnärzte Verlag, S. 29–32

Fluoride

Hellwig, E. et al (2018): Einführung in die Zahnerhaltung. Deutscher Zahnärzte Verlag, S. 134–135

Zahnabnutzungen und Zahnputztechniken

Hellwig, E. et al (2018): Einführung in die Zahnerhaltung. Deutscher Zahnärzte Verlag, S. 62–64, 594

Quellenverzeichnis

RADIOLOGIE

Basic

Reiser, M., Kuhn, F.-P. & Debus, J. (2011): Radiologie – Duale Reihe. 3. Auflage, Thieme Verlag, S. 4–6

Röntgenaufnahmen

Hellwig, E. et al. (2018): Einführung in die Zahnerhaltung. Deutscher Zahnärzte Verlag, S. 104–107

Basierend aus Inhalten der Vorlesungsskripten zur Radiologie, Universität Basel

PHARMAKOLOGIE

Analgetika

Eigene Illustration in Anlehnung an: WHO (1996): Cancer Pain Relief – With a Guide to Opioid Availability. World Health Organization, Genf.

WHO (1986): Cancer Pain Relief. World Health Organization, Genf. https://apps.who.int/iris/handle/10665/43944

Basierend aus Inhalten der Vorlesungsskripten zur Pharmakologie, Universität Basel

Antikoagulantien

Basierend aus Inhalten der Vorlesungsskripten zur Pharmakologie, Universität Basel

Antiresorptiva

Basierend aus Inhalten der Vorlesungsskripten zur Pharmakologie, Universität Basel

PARODONTOLOGIE

Gingivopathien

Eigene Illustration in Anlehnung an: Hellwig, E. et al. (2018): Einführung in die Zahnerhaltung. Deutscher Zahnärzte Verlag, S. 503

Hellwig, E. et al. (2018): Einführung in die Zahnerhaltung. Deutscher Zahnärzte Verlag, S. 562–564

Befund

Hellwig, E. et al. (2018): Einführung in die Zahnerhaltung. Deutscher Zahnärzte Verlag, S. 535–537

Walter, C. & Weiger, R. (2016): Pekbook Parodontologie Teil 3. Eigenverlag UZB, S. 18–25

Klinik

Wolf, H.F. et al. (2004): Farbatlanten der Zahnmedizin. Band 1: Parodontologie. 3. Auflage, Thieme Verlag

Walter, C. & Weiger, R. (2016): Pekbook Parodontologie Teil 3. Eigenverlag UZB, S. 9, 52

Walter, C. & Weiger, R. (2020): Pekbook Parodontologie Teil 3. Ergänzung 1, Eigenverlag UZB, S. 30

KARIOLOGIE

Histologie

Hellwig, E. et al. (2018): Einführung in die Zahnerhaltung. Deutscher Zahnärzte Verlag, S. 33–41

Radiologische Diagnostik

Hellwig, E. et al. (2018): Einführung in die Zahnerhaltung. Deutscher Zahnärzte Verlag, S. 103–107

Füllungstherapie

Hellwig, E. et al. (2018): Einführung in die Zahnerhaltung. Deutscher Zahnärzte Verlag, S. 176

ENDODONTOLOGIE

Basics

Amato, M. & Weiger, R. (2015): Pekbook Endodontologie Teil 2. Eigenverlag UZB, S. 12

Hellwig, E. et al. (2018): Einführung in die Zahnerhaltung. Deutscher Zahnärzte Verlag, S. 417–420

Eigene Illustration in Anlehnung an: Hellwig, E. et al. (2018): Einführung in die Zahnerhaltung. Deutscher Zahnärzte Verlag, S. 343, 391

Anatomische Grundlagen

Hellwig, E. et al. (2018): Einführung in die Zahnerhaltung. Deutscher Zahnärzte Verlag, S. 392–402

Quellenverzeichnis

ORALCHIRURGIE

Ausbreitungsgebiete Lokalanästhesie

Basierend aus Inhalten der Vorlesungsskripten zur Oralchirurgie von Prof. Dr. Andreas Filippi, Universität Basel

Lokalanästhetika & Nähte

Basierend aus Inhalten der Vorlesungsskripten zur Oralchirurgie von Prof. Dr. Andreas Filippi, Universität Basel

Instrumentarium

Basierend aus Inhalten der Vorlesungsskripten zur Oralchirurgie von Prof. Dr. Andreas Filippi, Universität Basel

Holtmann, H., et al. (2020): Mund-, Kiefer- und Plastische Gesichtschirurgie BasicS. Urban & Fischer Verlag, S. 21

Wundheilung

Basierend aus Inhalten der Vorlesungsskripten zur Oralchirurgie von Prof. Dr. Andreas Filippi, Universität Basel

Zahntrauma

Krastl, G., Filippi, A. & Weiger, R. (2019): Primärversorgung nach Zahntrauma: MUSS – SOLL – KANN. Quintessenz Zahnmedizin, 70(9), S. 990–1000

Odontogene Infektionen

Holtmann, H., et al. (2020): Mund-, Kiefer- und Plastische Gesichtschirurgie BasicS. Urban & Fischer Verlag, S. 44–51

Odontogene Zysten

Holtmann, H., et al. (2020): Mund-, Kiefer- und Plastische Gesichtschirurgie BasicS. Urban & Fischer Verlag, S. 36–39

Implantologie

Holtmann, H., et al. (2020): Mund-, Kiefer- und Plastische Gesichtschirurgie BasicS. Urban & Fischer Verlag, S. 30–33

Basierend aus Inhalten der Vorlesungsskripten zur Oralchirurgie, Universität Basel

KINDERZAHNMEDIZIN

Zahnentwicklung

Basierend aus Inhalten der Vorlesungsskripten zur Kinderzahnmedizin, Universität Basel

Zahndurchbruchzeiten

Strub, J. R. et al. (2011): Curriculum Prothetik, Band 1. 4. Auflage, Quintessenz Verlag, S. 41–44

Eigene Illustration in Anlehnung an: Schour I. & Massler M. (1940): Studies in Tooth Development: The Growth Pattern of Human Teeth, part II. J Am Dent Assoc., 27(12)

Milchzähne vS. Bleibende Zähne & Therapie im Milchgebiss

Hellwig, E. et al. (2018): Einführung in die Zahnerhaltung. Deutscher Zahnärzte Verlag, S. 14–15, 158–160

Eigene Illustration in Anlehnung an: Strub, J. R. et al. (2011): Curriculum Prothetik, Band 1. 4. Auflage, Quintessenz Verlag, S. 43

KIEFERORTHOPÄDIE

Basics

Strub, J. R. et al. (2011): Curriculum Prothetik, Band 1. 4. Auflage, Quintessenz Verlag, S. 70

Strub, J. R. et al. (2011): Curriculum Prothetik, Band 2. 4. Auflage, Quintessenz Verlag, S. 383

FRS Analyse

Basierend aus Inhalten der Vorlesungsskripten zur Kieferorthopädie, Universität Basel

PROTHETIK

Einteilungen nach Kennedy und Eichner

Eigene Illustrationen in Anlehnung an: Strub, J. R. et al. (2011): Curriculum Prothetik, Band 3. 4. Auflage, Quintessenz Verlag, S. 712–716

Kronen- und Brückenprothetik

Eigene Illustration in Anlehnung an: Strub, J. R. et al. (2011): Curriculum Prothetik, Band 2. 4. Auflage, Quintessenz Verlag, S. 454

Modellgussprothetik

Strub, J. R. et al. (2011): Curriculum Prothetik, Band 3. 4. Auflage, Quintessenz Verlag, S. 726–728

Totalprothetik

Eigene Illustrationen in Anlehnung an: Strub, J. R. et al. (2011): Curriculum Prothetik, Band 3. 4. Auflage, Quintessenz Verlag, S. 844

Strub, J. R. et al. (2011): Curriculum Prothetik, Band 3. 4. Auflage, Quintessenz Verlag, S. 843–889

Quellenverzeichnis

WERKSTOFFKUNDE

Kunststoff

Basierend aus Inhalten der Vorlesungsskripten zur Werkstoffkunde, Universität Basel

Keramik und Metall

Basierend aus Inhalten der Vorlesungsskripten zur Werkstoffkunde, Universität Basel

MUND-, KIEFER- UND GESICHTSCHIRURGIE

Lippen-, Kiefer- und Gaumenspalten

Holtmann, H., et al. (2020): Mund-, Kiefer- und Plastische Gesichtschirurgie BasicS. Urban & Fischer Verlag, S. 84–85

Odontogene Tumore

Holtmann, H., et al. (2020): Mund-, Kiefer- und Plastische Gesichtschirurgie BasicS. Urban & Fischer Verlag, S. 78–79

Kieferfrakturen

Holtmann, H., et al. (2020): Mund-, Kiefer- und Plastische Gesichtschirurgie BasicS. Urban & Fischer Verlag, S. 54–65

Schädelnahtsynostosen

Holtmann, H., et al. (2020): Mund-, Kiefer- und Plastische Gesichtschirurgie BasicS. Urban & Fischer Verlag, S. 86–87

Einige Inhalte basieren auf Vorlesungsskripten und Lehrmaterialien aus dem Zahnmedizinstudium an der Universität Basel, die im Rahmen der Ausbildung zur Verfügung gestellt wurden. Die Inhalte wurden eigenständig zusammengefasst, didaktisch überarbeitet und künstlerisch neu aufbereitet. Dieses Werk erhebt keinen Anspruch auf Vollständigkeit und ersetzt keine offiziellen Lehrunterlagen oder Fachliteratur. Ein besonderer Dank gilt den Dozierenden der Zahnmedizinischen Fakultät Basel für ihre engagierte und fundierte Lehre. Ihre Vermittlung von Wissen hat die Grundlage für dieses Projekt geschaffen.

Danksagung

Ein besonderer Dank gilt meinem Verlobten, meiner Mutter, meinem Bruder, meiner Zwillingsschwester, der Familie meines Verlobten sowie meinen Freunden, deren Faszination für meine Kunst mich immer wieder inspiriert und motiviert hat, etwas Eigenes zu entwerfen.

Ohne Euch wäre dieses Buch nicht entstanden.

Laura

KLEB MICH & BESCHRIFTE MICH

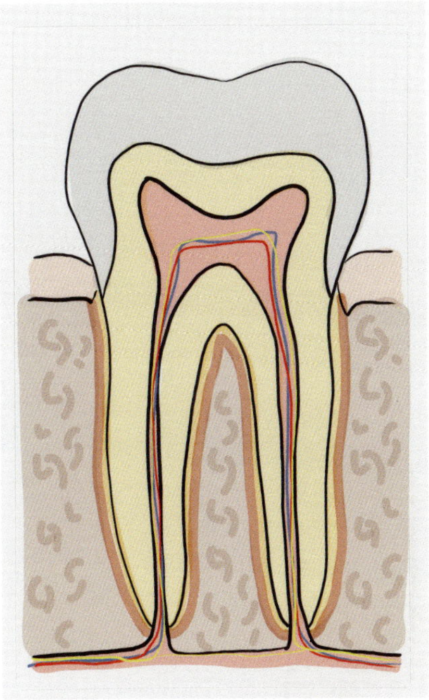

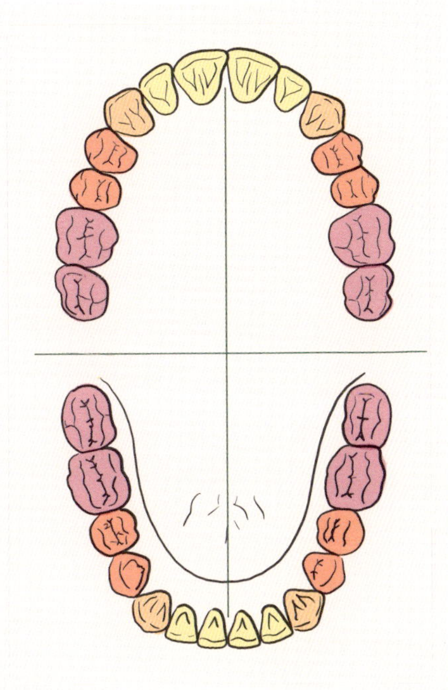

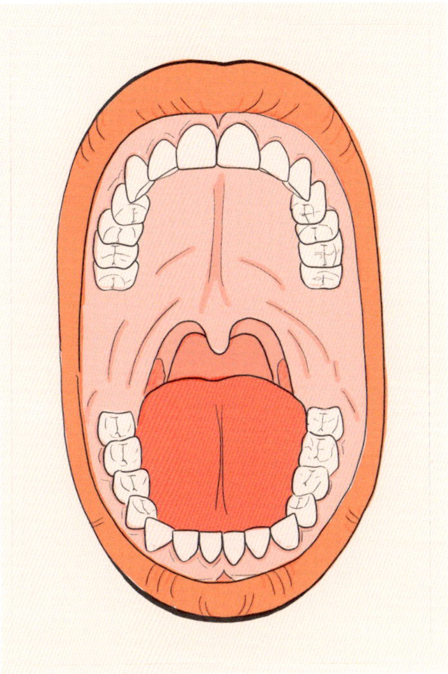

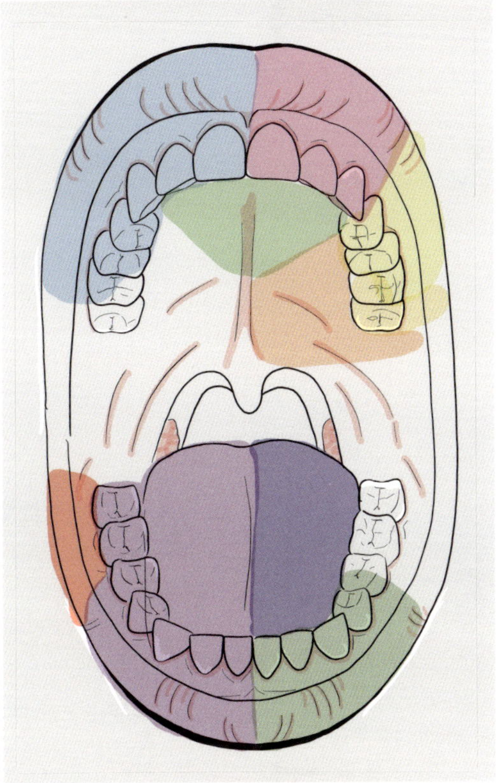

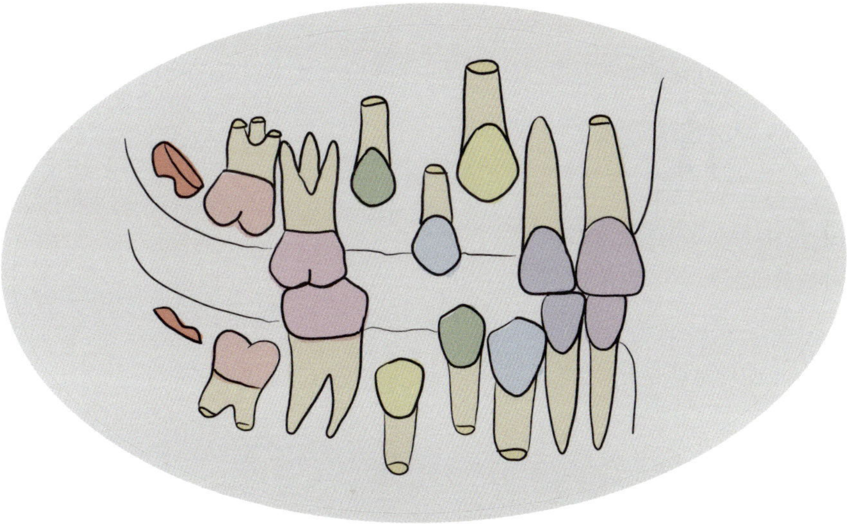

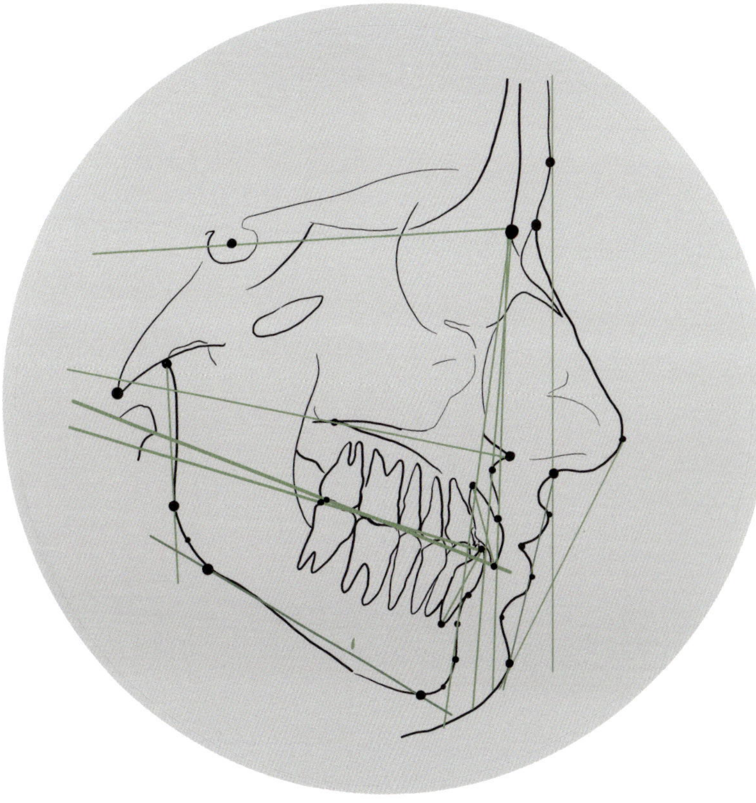

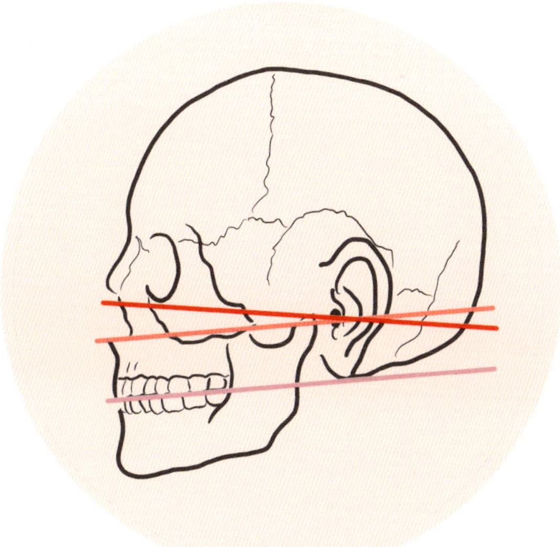